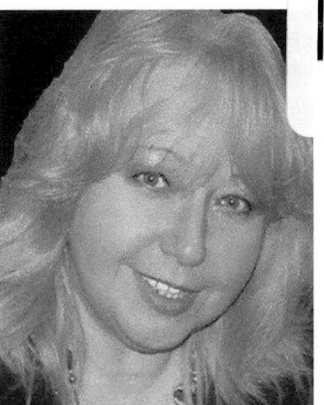

Jutta Schütz
wurde in Lebach (Saarland) geboren.

Mit ihrem ersten Bestseller "Plötzlich Diabetes" (2008) gilt die Autorin bei Kritikern als Querdenkerin. 2010 startete sie mit ihren Gesundheitsbüchern ihr Pilotprojekt in Bruchsal und später bei der VHS in Wolfsburg. Schütz schreibt Bücher, die anspornen, motivieren und spezielles Insiderwissen liefern. Sie hat bis heute viele Bücher geschrieben und an vielen anderen Büchern mitgewirkt. Zudem hilft sie als Mentorin und Coach vielen Neuautoren bei der Veröffentlichung ihrer Bücher.

Als Journalistin schreibt sie für viele Verlage und Zeitungen. Ihre Themen sind: Gesundheit, Psychologie, Kunst, Literatur, Musik, Film, Bühne, Entertainment. Weitere Informationen zur Autorin und ihren Büchern findet man in den Verlagen, auf ihrer Webseite sowie im Kultur-Netzwerk.

Mehr Infos finden Sie auf der Webseite:

www.jutta-schuetz-autorin.de

www.die-gruppe-48.net/Funktionstraeger

© 2019 Autor: Jutta Schütz (1. Auflage)
© 2019 Buchsatz, Layout, Buchgestaltung
© 2019 Buchidee: Jutta Schütz
www.jutta-schuetz-autorin.de
E-Mail: info.jschuetz@googlemail.com

© 2019 Herstellung und Verlag:
BoD – Books on Demand, Norderstedt

ISBN: 9783749432158

Bibliografische Information der Deutschen Nationalbibliothek:
Die Deutsche Nationalbibliothek verzeichnet diese Publikation in der Deutschen Nationalbibliografie; detaillierte bibliografische Daten sind im Internet über http://dnb.d-nb.de abrufbar.

Die im Buch veröffentlichten Ratschläge wurden von mir sorgfältig geprüft. Eine Garantie kann ich dennoch nicht übernehmen. Ebenso ist die Haftung von mir bzw. des Verlages für Personen-, Sach- und Vermögensschäden ausgeschlossen. Alle Markennamen, Warenzeichen und sonstigen eingetragenen Trademarks sind Eigentum ihrer rechtmäßigen Eigentümer und dienen hier nur der Beschreibung.

FSC
www.fsc.org

MIX
Papier aus verantwortungsvollen Quellen
Paper from responsible sources
FSC® C105338

Jutta Schütz

Wechseljahre besser verstehen

Inhaltsverzeichnis

Einleitung

Der Begriff "Wechseljahre" wird auch "Klimakterium" genannt. Es ist keine Krankheit, sondern ein natürlicher Alterungsprozess der Frau. Einige Frauen bemerken die Hormonveränderung kaum, andere haben schwer damit zu kämpfen.

Etwa um das 40. Lebensjahr beginnen die Wechseljahre und die Funktion der Eierstöcke lässt nach. Die Produktion der Geschlechtshormone "Östrogen und Progesteron" nimmt ab. Es folgen Hitzewallungen/Schwitzen, Gewichtszunahme, Herzrasen, Schlafstörungen, Schwindel, depressive Verstimmungen sowie Hautprobleme. Auch das Risiko für Osteoporose steigt, da der Stoffwechsel im Knochen von den Hormonen gesteuert wird.

Durch den Hormonmangel steigt auch das Risiko für andere schwerwiegende Erkrankungen wie Herzinfarkt, Diabetes, Demenz und Depressionen.

Durch den sinkenden Östrogenspiegel geht die blutdruckregulierende Wirkung des Östrogens verloren und die Frauen zeigen mit Beginn des Klimakteriums vermehrt erhöhte Werte auf. Die Frau nimmt oft während der Wechseljahre an Gewicht zu, es bildet sich mehr Fett im Bauchbereich und somit steigt auch das Diabetesrisiko.

Im Gehirn spielen Östrogene eine wichtige Rolle, sie wirken positiv auf das Denken sowie Sprachvermögen. Sinkt der Östrogenspiegel im Körper während der Wechseljahre, können die günstigen Effekte des Hormons nachlassen.

Durch den veränderten Hormonspiegel wird das Gehirn nicht mehr optimal mit Sauerstoff versorgt (Beeinträchtigung des Gedächtnisses und der Konzentration).

Wissenschaftler haben festgestellt, dass der Verlauf einer Alzheimer-Erkrankung nach der Menopause rasant ansteigt. Die Zusammenhänge sind aber noch nicht vollständig geklärt. Es wird vermutet, dass das Fortschreiten der Demenz durch einen Östrogenmangel erheblich beschleunigt wird. Einige Symptome treten etwa nach dem 65. Lebensjahr zunehmend auf.

Die hormonelle Umstellung beeinträchtigt auch die Botenstoffe im Gehirn, die für die Regulierung der Stimmungslage verantwortlich ist. Die Folgen sind Hitzewallungen, psychische Symptome wie Verstimmungen bis hin zu Depressionen. Zusätzlich kommen oft auch Veränderungen der Lebensumstände hinzu wie zum Beispiel der Auszug der Kinder, Angst um die Arbeitsstelle, Selbstzweifel, was die Attraktivität betrifft und daraus resultierende Partnerschaftsprobleme.

Auch die richtigen Lebensmittel spielen eine wichtige Rolle. Um gesund durch die Wechseljahre zu kommen, sollte man bei der Ernährung mit den Kohlenhydraten zurückhaltend sein, da sie schlechter verstoffwechselt werden.

Was sind Östrogene?

Östrogene (auch Estrogene und E genannt) ist der Oberbegriff für die weiblichen Hormone, die an der Steuerung des Menstruationszyklus beteiligt sind.

Zu den Östrogenen zählen:

- Östron

- Östradiol

- Östriol

Die Östrogene werden in den Eierstöcken und in der Plazenta sowie der Nebennierenrinde produziert.

Östrogene sorgen im Eierstock dafür, dass ein unbefruchtetes Ei heranreift.

Östrogene werden über die Leber und auch über die Nieren ausgeschieden. Damit können auch erhöhte Östrogenwerte bei Leber- und Nierenschädigungen auftreten, können aber auch auf Tumoren mit Östrogenproduktion hinweisen.

Östrogene sind an vielen Funktionen beteiligt:

- Aufbau der Gebärmutterschleimhaut
- Wachstum der Brust
- Wachstum der Muskulatur in der Gebärmutter
- Schleimbildung im Gebärmutterhals
- Öffnen des Muttermundes vor dem Eisprung
- Geschmeidigkeit der weiblichen Geschlechtsorgane
- Stärkung des Unterhautfettgewebes
- Entstehung der weiblichen Stimme
- Stärkung des Knochengewebes

Die Knochendichte wird bei Frauen (auch bei Männern) durch Östrogene reguliert. Sie hemmen die Arbeit der Osteoklasten (zuständig für die Knochenresorption)

Was bedeutet Osteoporose?

Der Name leitet sich vom griechischen "osteo" und "poros" ab und bedeutet "poröser Knochen".

Die Osteoporose wird auch als Knochenschwund bezeichnet.

Der Name Osteoporose bedeutet:

- osteo = für Knochen

- poros = das Loch

Es sind mehr Frauen von Osteoporose betroffen als von Schlaganfall, Herzinfarkt oder Brustkrebs. Die Krankheit bleibt oft lange unerkannt.

Im Inneren der Knochen muss zwischen "Knochen aufbauenden Zellen" und "Knochen abbauenden Zellen" ein abgestimmtes Zusammenspiel stattfinden. Bei der Osteoporose ist genau dieses Zusammenspiel empfindlich gestört und es baut sich Knochensubstanz ab. Zwischen Knochenaufbau und Knochenabbau stimmt dann die Balance nicht mehr, der Knochen wird immer poröser.

Risikofakten sind:

- Ernährungsmangel

- Östrogenmangel

- Bewegungsmangel

- Medikamente (z. B.: Kortison oder Antihormone)

- Alkohol, Nikotin, Koffein

Man unterscheidet zwei Formen der Osteoporose:

Die primäre Form: diese kommt überwiegend nach den Wechseljahren bei der Frau vor, oder sie ist altersbedingt bei beiden Geschlechtern.

Die sekundären Formen: diese sind die Folge von Erkrankungen mit Störungen des Stoffwechsels oder des Hormonhaushalts (altersunabhängig). Zu diesen Erkrankungen gehören z. B.: Rheumatoide Arthritis, Diabetes Typ 1, Schilddrüsenüberfunktionen. Auch bestimmte Medikamente wie z. B.: Kortison, spezielle Antihormone können eine sekundäre Osteoporose auslösen.

Wenn eine Osteoporose frühzeitig erkannt und behandelt wird, kann man einem starken Knochenverlust gut entgegenwirken.

Aus diesem Grund wird eine Knochendichtmessung zur Früherkennung ab einem Alter von 50 Jahren empfohlen.

Blasenprobleme

Ein großer Teil der Frauen in den Wechseljahren haben mit Blasenproblemen zu kämpfen.

Typische Beschwerden sind:

- unwillkürlicher Harnabgang (Harninkontinenz)
- wiederkehrende Harnwegsinfekte
- Scheidentrockenheit mit häufigen Infektionen

In den Wechseljahren kann der Hormonmangel zu diesen Blasenproblemen führen, die Östrogenproduktion lässt nach und nach ab und es kommt zu einer Rückbildung der Schleimhäute von Vagina, Blase und Harnröhre.

Ein ungewollter Harnverlust (Inkontinenz) ist bei vielen chronischen Erkrankungen ein großes Problem, das viel komplexer ist als man denkt – es ist wirklich nicht angenehm, ständig zur Toilette zu müssen.

Bei einer neurogenen Blasenfunktionsstörung spricht man von der ungehemmten neuropathischen Blase. Die Ursachen sind Krankheitsbilder, bei denen die Impulsüberleitung vom Gehirn über das Rückenmark zur Blase gestört ist. Man nennt es auch „neurologische Erkrankung". Auch der Verdauungstrakt wird über die gleichen Nervenbahnen gesteuert – womit auch die Stuhlausscheidung betroffen sein kann.

Blasenschwäche ist ein dringendes Signal zum Handeln, denn neurogene Blasenstörungen sind leider nur schwer zu behandeln.

Es kann auch zu einer verzögerten Blasenentleerung kommen:

- Starthemmung

- Entleerung kleiner Urinmengen

- Nachträufeln

- Restharnbildung

- nächtlichem Wasserlassen

Die Verwendung eines Inkontinenzschutzes gewährleistet, dass das tägliche Leben nicht unnötig beeinträchtigt wird.

Häufige Probleme bei einer Blasenschwäche sind:

- Zirka 20 – 25 Minuten Entleerung der Blase (nur geringe Mengen)

- Drang, die Blase sofort leeren zu müssen

- Unfähig, den Harn zu halten (ungewolltes Entleeren kleiner Harnmengen)

- Keinen Harndrang spüren, weil die Nervenbahnen zwischen dem Entleerungsreflex-Zentrum und dem Gehirn blockiert sind. Die Problematik ist, obwohl die Blase sich ausdehnt, wenn sie sich füllt, kann sie nur eine bestimmte Menge Urin speichern – sie entleert sich spontan, sobald diese Grenze überschritten ist.

Ein kontrolliertes Wasserlassen setzt voraus, dass die Nervenbahnen im Rückenmark (verbinden das Gehirn und das Entleerungsreflexzentrum) unversehrt sind. Das Signal der Entleerung der Blase sorgt dafür, dass der Schließmuskel erschlafft und der Befehl „Warten" wiederum, dass der Schließmuskel geschlossen bleibt.

Es ist ein komplexes Zusammenspiel zwischen Gehirn, Blase, und Schließmuskeln. Die Blasenschwäche bestimmt das Leben immer mehr – es ist die Angst vor peinlichen Unfällen. Je nachdem wo die Störungen im Nervensystem sitzen, haben neurogene Blasenfunktionsstörungen vielfältige Ursachen.

Die Blasenfunktion wird in drei Stufen im zentralen Nervensystem reguliert, die miteinander in Verbindung stehen:

- Frontallappen

- Miktionszentrums

- Brücke des Hirnstamms

- Miktionszentrum im Sakralmark

Miktionstagebuch

MIKTION ist ein medizinischer Begriff für den physiologischen Vorgang des Wasserlassens - dieser verläuft normalerweise willkürlich und schmerzlos. In einem Miktionstagebuch kann der Patient über einen gewissen Zeitraum dokumentieren, wie oft er täglich zur Toilette muss und wie oft er inkontinent ist. Auch wie viel er am Tage trinkt ist sehr wichtig.

Genauer erklärt:

Miktionstagebuch wird auch Miktionsprotokoll genannt.

➢ Miktion = Wasserlassen

Das Miktionstagebuch ist eine Tabelle mit fünf Spalten.

Es hat 24 Zeilen für 24 Stunden.

In dieser Tabelle wird einige Tage lang alles notiert: genau, wann und wie viel getrunken wird.

Es wird auch notiert, wann ein Harndrang zum Wasserlassen auftrat und wann man eine Toilette aufsuchen musste.

Die Menge des Harns wird grob geschätzt – auf die genaue Angabe kommt es dabei nicht an.

Anhand der Aufzeichnungen sollte man lediglich nachvollziehen können, ob nur einige Tropfen Wasser abgegangen ist, oder ob viel Urin ausgeschieden wurde.

Man notiert auch, ob unwillentlich Harn abgegangen ist.

Wie kann man das Ausmaß der Inkontinenz einstufen?

Man notiert z. B.:

0 = kein Harnverlust

1 = wenig Harnverlust

2 = mittelmäßig starker Harnverlust

3 = erheblichen Harnverlust

Dieses Miktionsprotokoll eignet sich auch zur Selbstkontrolle. Das Miktionsprotokoll kann falsche Trink- und Toilettenganggewohnheiten klarmachen. Somit dient es auch zur Selbstkontrolle bei eventuell notwendigen Verhaltensänderungen.

Anhand der Notizen kann beurteilt werden, ob die Behandlung Erfolg zeigt. Es ist daher wichtig, ein Miktionsprotokoll, das man einige Tage geführt hat, dem behandelnden Arzt zu zeigen.

Dieses Miktionstagebuch hilft dem Arzt, eine neurogene Blase feststellen. Am besten trägt man die Angaben sofort ein – immer unter der entsprechenden Uhrzeit. Auch die Trinkmenge sollte man nach jedem Getränk, das man zu sich genommen hat, in Millilitern notieren. Dafür empfiehlt es sich, das Fassungsvermögen der üblicherweise verwendeten Trinkgefäße zu messen (Wasserglas, Kaffeetasse usw.), oder man füllt ein Gefäß mit Wasser (Glas, Tasse) und leert das Wasser in einen Messbecher. So kann man die Menge ganz genau bestimmen.

Es ist auch sehr sinnvoll, am Außenrand „besondere Umstände" zu notieren. Man kann z. B. eintragen, bei welchen Bewegungen „in welchen Situationen" sich der Harnverlust ereignet hat und ob Nachtröpfeln aufgetreten ist. UND, ob bereits Medikamente gegen Inkontinenz eingenommen wurden. Wichtig ist auch, zu notieren, in welchen Situationen es zum Harnverlust gekommen ist. Z. B.: beim Schlafen, Aufstehen, Sport oder Husten.

Hilfsmittel sind:

- Für Frauen: Vorlagen und spezielle Slips

- Für Männer: Kondom-Urinale und Tropfenfänger

Fazit ist, dass es sehr wichtig ist, zur langfristigen Vermeidung von Folgeschäden, eine frühzeitige Erkennung und symptomorientierte Behandlung einzuleiten. Dabei ist oftmals die Bestimmung der Restharnmenge mittels Sonographie oder Einmalkatheter ausreichend.

Medikamente und Co

Bei Blasenstörungen werden auch Medikamente eingesetzt.

Beim Auftreten von Inkontinenz oder Blasenentleerungsstörungen wird der Arzt zuerst eine Blasenentzündung ausschließen.

Es gibt Medikamente, mit denen verschiedene Formen von Blasenfunktionsstörungen erfolgreich behandelt werden können. Einige Medikamente können die Aktivität der Blasenmuskulatur vermindern und so zu einer Entspannung führen (Harnröhre schließt besser).

Nicht jedes Medikament wirkt bei jedem Patienten gleich gut. Wichtig ist, das richtige Medikament auszutesten. Medikamente müssen allerdings auch oft mit anderen Therapieformen kombiniert werden. In leichten Fällen reicht es manchmal auch, die Trinkgewohnheiten anzupassen.

Alkoholische oder koffeinhaltige Getränke sollten gemieden werden.

Weitere Tipps zur Behandlung einer Blasenschwäche wären:

- Blasentraining

- Beckenbodentraining

- Elektrostimulation

- Selbstkatheterisierung

Ziel beim **Blasentraining** ist es, die Blasenentleerung zeitlich zu steuern – zu lernen, wie beim Wasserlassen ein fester Zeitplan eingehalten werden kann.

Das **Beckenbodentraining** wird vorbeugend eingesetzt und hilft bei verschiedenen Störungen. Das Training hilft, die Muskulatur zu stärken.

Bei der **Elektrostimulation** wird mit elektrischem Strom der Muskel um die Blase gestärkt. Das ist vollkommen schmerzlos.

Wenn Medikamente oder Beckenbodentraining allein nicht helfen, ist die **Selbstkatheterisierung** das einzig probate Mittel gegen Restharnbildung.

Die Erkrankten lernen den eigenständigen Umgang mit dem Katheter schnell.

Was kann man noch tun?

- Tagsüber viel trinken

- Abends wenig trinken

- Am besten ist WASSER (mindestens 2 Liter täglich)

- Kein Alkohol (Kaffee, Bier und Cola erhöhen den Harndrang)

- Blase alle 2 – 3 Stunden entleeren

- Keine enge Kleidung tragen

- Und manchmal kann auch eine Physiotherapie bei MS-Patienten helfen

Frauen mit Diabetes

Frauen, die an Diabetes erkrankt sind, können ein paar Jahre früher in die Wechseljahre kommen. Warum dies so ist, konnte noch nicht genau erklärt werden. Es wird vermutet, dass Diabetes auf den gesamten Stoffwechsel wirkt.

Hormone sowie auch Stress beeinflussen die Insulinempfindlichkeit der Zellen und man sollte öfters den Blutzucker kontrollieren.

Die hormonelle Umstellung in den Wechseljahren kann bis zu zehn Jahre dauern. Aus diesen Gründen ist ein gut eingestellter Blutzuckerstoffwechsel für ein gesundes Altern unabdingbar.

Patientinnen mit Diabetes Typ 2 sollten dringend ihren Lebensstil an die neue Situation anpassen, indem sie sich ausreichend bewegen und bewusst ernähren. Hier kann oft schon eine ketogene Ernährung (Low Carb) bei Schwankungen der Hormone helfen, egal in welchem Alter.

Schon vor den Wechseljahren sollte sich jede Frau mit dem Thema der Hormonumstellung befassen, auseinander setzen, handeln und ihre Ernährung auf eine kohlenhydratarme (Low Carb) Ernährung umstellen. Die Ernährungsumstellung wirkt einer Gewichtszunahme, Stimmungsschwankungen sowie auch Wassereinlagerungen entgegen.

Eine Unzufriedenheit haben viele Frauen in jedem Alter, jedoch besonders in den Wechseljahren steigen Unzufriedenheit und erfolglose Diäten bei vielen Frauen.

Hier kann eine Low Carb (kohlenhydratarme oder ketogene Ernährung) Ernährung die Rettung sein, denn sie hilft, Blutzuckerschwankungen zu vermeiden, hilft effektiv gegen Gewichtszunahme und kann auch Gewichtsabnahmen unterstützen.

Die ketogene Ernährung, auch Low Carb genannt

Bei der Low Carb Ernährung (LC) handelt es sich um eine langfristige, gesunde und bewusste Ernährungsumstellung und es kommt auch nicht zu dem berüchtigten Jo-Jo-Effekt oder Heißhunger. Low Carb heißt: weniger Kohlenhydrate.

Die kohlenhydratarme Ernährungsform „Low Carb" ist ein großer Schritt in Richtung eines wesentlich gesünderen Lebens und ein Weg aus dem größten Ernährungsdilemma unserer Zeit, denn letztendlich kommt es darauf an, was aus der Nahrung herausgeholt wird, und das kann ganz unterschiedlich sein. Eine gesunde Ernährung heißt vor allem möglichst natürliche und abwechslungsreiche Kost und wer auf die Kohlenhydrate in der Ernährung achtet, braucht keine Diät.

Bewusstes Essen gepaart mit Bewegung hält fit und macht Spaß. Das allgemeine physische, physiologische und auch sozial-psychologische Wohlbefinden des Menschen liegt in der direkten Verbindung mit der Qualität der aufgenommenen Nahrung. Unsere Gesundheit ist das Wichtigste in unserem Leben.

Was sind Kohlenhydrate?

Ein Chemiker würde diese Kohlenhydrate „Zucker" nennen.

Und Zucker ist Glukose.

Je mehr Kohlenhydrate gegessen werden, desto schneller steigt der Blutzuckerspiegel, was dann zu einer hohen Ausschüttung von Insulin führt. Dadurch gibt es eine Steigerung der Aufnahme von Glukose in Muskel- und Fettzellen. Es kommt zu einer Fettspeicherung. Nach 2 – 4 Stunden kommt es zu einer Unterversorgung mit Energieträgern im Blut (Unterzuckerung) es entsteht wieder Hunger.

Bei übergewichtigen Menschen funktioniert der Kohlenhydrat-stoffwechsel viel langsamer, aber man kann die Ernährung gut darauf einstellen.

Das blutzuckersenkende Hormon Insulin ist entscheidend am Wachstum der Fettdepots beteiligt. Wenn wir viele Kohlenhydrate essen, wird auch viel Insulin ausgeschüttet, das den Blutzuckerspiegel wieder senkt. Es hemmt aber auch gleichzeitig die Fettverbrennung in der Muskulatur. Dies wiederum fördert die Fetteinlagerung im Fett-gewebe.

Insulin ist ein Masthormon.

Essen wir also zu viele Kohlenhydrate, verbrennt unser Körper weniger Fett. Dadurch sinkt unser gutes HDL-Cholesterin und die Triglyzerid-Werte erhöhen sich. Das schlechte LDL-Cholesterin wird aggressiv (atherogen). Es entsteht nicht selten eine Diabetes mellitus Typ 2, Herzinfarkt oder Schwangerschaftsdiabetes.

Der Grund für die positive Wirkung von kohlenhydratarmer Kost könnten die so genannten Keton-Körper sein, die die Leber während der Ketose als Energieträger bildet. Zum Beispiel drosselt die Ketose bei Epilepsie die Hyperaktivität der Gehirnzellen.

Eine große Portion Stärke(z. B. in Reis oder Kartoffeln), oder an-dere Zuckerarten sowie Kohlenhydrate (in Brot, Kuchen, Nudeln, Pizza) kann den Körper in eine Stresssituation bringen, durch einen kräftigen Insulinanstieg (als Folge des Kohlenhydratverzehrs) der wie-derum eine Kortisol-Ausschüttung verursacht. Der Körper benötigt dann ca. 48 Stunden, um das Kortisol wieder abzubauen. Das Hor-mongleichgewicht ist dadurch ganze 2 Tage gestört; viel Zeit zur Fett-einlagerung!

Was bedeutet Ketose?

In Ketose kommt man durch andauernden Hungerzustand oder bei einer unzureichenden Zufuhr von Kohlenhydraten. Es kommt hierbei auch zu Mundgeruch oder Körpergeruch. Der Geruch kann in diesem Fall einen charakteristischen fruchtigen Keton-Geruch aufweisen.

Die Ketone werden von allen Geweben (Muskulatur, Gehirn) als Energielieferant verwendet. Zum Beispiel wird bei der Atkins-Diät (ketogene Diät) eine Ketose zur Gewichtsreduzierung angestrebt. Die Keton-Körper können die Blut-Hirn-Schranke passieren und dort als Energiequelle zu Glukose werden. Der Übergang des Stoffwechsels in die Ketose kann von Müdigkeit und Kopfschmerzen begleitet sein. Die vergehen nach wenigen Tagen wieder.

Bei Diabetes mellitus Typ 1 (Insulinmangel) kann es zu einer schweren Ketose bis hin zur Ketoazidose kommen.

Der Körper nutzt die Kohlenhydrate, um sie in Energie zu verwandeln. Wenn die Nahrung keine Kohlenhydrate enthält, ist das nicht möglich. Also wird der Stoffwechsel umgestellt auf Fettverwertung. Dabei werden Fettsäuren verwandelt.

Ketone entstehen bei jeder Diät, sobald der Körper auf Hungerstoffwechsel umschaltet - erkennbar beim Mundgeruch als Folge des Stoffwechsel-Produktes. Keton-Körper im Blut sollen appetithemmend wirken. Die Atkins-Anhänger bezeichnen sich auch als Ketarier

Eine „Kohlenhydratarme Ernährung" korrigiert den gestörten Stoffwechsel und hilft das Übergewicht zu verringern. Der Blutzucker wird durch diese Ernährungsweise stabilisiert. Diese Art der Ernährung entlastet den Körper in vielen Bereichen.

Bei einer Reduzierung der Kohlenhydrataufnahme wirkt sich das nicht nur positiv auf den Blutzuckerspiegel aus, sondern auch auf die Bauchspeicheldrüse. Sie schaltet bei der Produktion des Hormons Insulin einen Gang runter, dadurch wird die Gefahr gebannt an Diabetes zu erkranken. Eine „Kohlenhydratarme Ernährung" bedeutet nicht auf Kohlenhydrate völlig zu verzichten. Diese Ernährung steht für eine verminderte Aufnahme von Kohlenhydraten. Die Befürchtung bei der Ernährungsumstellung eine Mangelerscheinung zu bekommen, kann widerlegt werden.

Es gibt eine ausreichende Zufuhr von Kohlenhydraten durch den Verzehr von:

- Gemüse

- Milch

- Quark

- Joghurt

- Nüsse

- Obst (kein Steinobst oder Bananen)

Entscheidend ist immer, wie hoch der Zuckeranteil (Kohlenhydrate) ist, der in dem jeweiligen Lebensmittel steckt. Das Hormon Insulin (blutzuckersenkend) ist entscheidend am Wachstum der Fettdepots beteiligt. Wenn wir viele Kohlenhydrate essen, wird viel Insulin ausgeschüttet, das den Blutzuckerspiegel wieder senkt.

Insulin ist ein Masthormon. Essen wir zu viele Kohlenhydrate, verbrennt unser Körper weniger Fett. Das gute HDL-Cholesterin sinkt und die Triglycerid-Werte erhöhen sich. Das schlechte LDL-Cholesterin wird aggressiv. Es entsteht nicht selten eine Diabetes mellitus Typ 2, Herzinfarkt oder Schwangerschaftsdiabetes.

Von Stimmungsschwankungen bis Depressionen

Bei vielen Frauen lösen die Wechseljahre hormonell bedingte Gemütsveränderungen aus. Es handelt sich aber nicht immer um Stimmungstiefs, die mit einer Stabilisierung der Hormone wieder verschwinden. Es besteht auch ein erhöhtes Risiko, an einer Depression zu erkranken.

Wie erkennt man eine Depression?

Eine Depression (deprimere - Niederdrücken) ist eine psychische Erkrankung des Gefühls- und Gemütslebens. Fast jeder Fünfte erkrankt mindestens einmal im Leben an einer Depression. Weil viele Betroffene die Anzeichen einer Depression nicht richtig deuten oder sich scheuen, zum Arzt zu gehen, liegt die Dunkelziffer vermutlich um ein Vielfaches höher.

Die Zeichen einer Depression können sein:

- negative Gedanken
- negative Stimmung
- keine Freude mehr empfinden
- keinen Antrieb spüren
- kein Selbstwertempfinden
- fehlende Leistungsfähigkeit
- kein Einfühlungsvermögen
- Zukunftsangst
- vielfältige körperliche Symptome wie: Schlaflosigkeit, Appetitstörungen, Schmerzzustände

Für eine Diagnosestellung müssen Hauptsymptome und weitere depressive Symptome mindestens zwei Wochen lang fortwährend vorhanden sein.

Aufgrund ihres vielfältigen Erscheinungsbildes wird die Depression vom Hausarzt oft nicht erkannt. Es gehört neben medizinischem Fachwissen auch viel psychiatrische Erfahrung dazu, um eine Depression schnell und sicher zu diagnostizieren. Ist eine richtige Diagnose erst mal gestellt, ist die Lage alles andere als aussichtslos. Hinsichtlich der Therapie hat sich in den letzten Jahrzehnten viel getan. Mehr als 80% der Erkrankten kann geholfen werden.

Patienten beschreiben ihre depressiven Gefühle unterschiedlich. So wird von Hoffnungslosigkeit, Niedergeschlagenheit und von Verzweiflung berichtet, andere schildern mehr eine Gefühllosigkeit, bei der sie weder Trauer noch Freude empfinden können. Auffällig ist auch, dass depressive Patienten sich langsam bewegen sowie auch langsam sprechen.

Eine Depression wird oft von einer anderen Erkrankung überdeckt und nicht erkannt. Sie kann sich auch vorwiegend durch körperliche Symptome (Schmerzen) bemerkbar machen.

Bei schweren depressiven Störungen können auch psychotische Symptome auftreten wie:

- Halluzinationen

- Wahnideen

- Stupor (körperliche Starrheit)

Eine „nicht behandelte" depressive Phase (Episode) dauert zirka sieben Monate. Die behandelte Depression kann bei den meisten Menschen vollständig geheilt werden – bei manchen Patienten bleibt jedoch ein kleiner Rest der depressiven Symptome bestehen.

Die Depression kann sich auch chronisch entwickeln. Das heißt, dass sich die depressiven Phasen regelmäßig wiederholen – es entsteht eine Dysthymie. Hier sind die Symptome nicht so ausgeprägt wie bei einer klassischen Depression.

Bei über der Hälfte der Patienten kommt es nach einer ersten Erkrankung zu einer weiteren depressiven Episode. Eine Behandlung richtet sich danach, ob eine Depression erstmals oder wiederholt auftritt und wie schwer der Patient erkrankt ist. Sie sollte sich an den Empfehlungen orientieren, die in der „Nationalen Versorgungsleitlinie (Unipolare Depression)" stehen.

Nicht jede Depression muss sofort psychotherapeutisch oder mit Medikamenten behandelt werden. Eine effektive Behandlung senkt die Rückfallrate erheblich.

Hinsichtlich ihrer Wirksamkeit belegte Psychotherapieverfahren bei Depressionen sind:

- Gesprächspsychotherapie

- Verhaltenstherapie

- psychodynamische Psychotherapie

- interpersonelle Psychotherapie

- systemische Therapie

- medikamentöse Therapie (verschiedene Antidepressiva)

Eine depressive Störung ist NICHT dasselbe wie eine vorübergehende Niedergeschlagenheit! Eine Depression kann auch durch eine körperliche Erkrankung oder durch Medikamente hervorgerufen werden. Denkbar ist auch, dass diese Erkrankung in einem engen Zusammenhang mit einem Ereignis im Leben des Betroffenen stehen kann, wie z. B. einem Trauerfall, Arbeitsverlustes, Trennung oder finanzieller Verschuldung.

Ein weiterer zusätzlicher Faktor könnte eine manisch-depressive Erkrankung sein (bipolare Störung). Hier treten neben ausgeprägten Tiefs auch ausgeprägte Hochs auf. In diesen Hochphasen ist der Erkrankte oft überaktiv und ausgesprochen redselig. In dieser Zeit wird häufig das Denken, das Sozialverhalten und die Urteilsfähigkeit beeinflusst.

Wenn die Anzeichen einer Depression bemerkt werden, sollte man schnellst möglich zum Arzt gehen. Oft ist es für Betroffene, aber auch Angehörige wichtig, die Lebensumstände entsprechend zu ändern (Arbeitssituation / Privatleben).

Der erste Ansprechpartner sollte der Hausarzt sein, dieser überweist sie an einen Psychologen. Vielleicht gehören zur ersten Behandlung auch Medikamente (Antidepressiva) und eine Psychotherapie.

Ergänzend dazu:

- Entspannungsmethoden

- Selbstreflexion

- EMDR (Eye Movement Desensitization and Reprocessing)

Die Therapien können je nach Schwere der Depression ambulant oder stationär erfolgen – meist dauern sie mehrere Wochen.

Diese Krankheit ist eine ernst zu nehmende Erkrankung, die nicht nur für den Betroffenen eine enorme Belastung ist, sondern auch sein soziales Umfeld vor eine Situation stellt, die viel Geduld und Sensibilität erfordert.

Depressive Menschen haben ein gestörtes Kontrollsystem. So ließen sich bei depressiven Patienten erhöhte Werte des Stresshormons Cortisol im Blut und im Urin nachweisen.

Depressionen sind heilbar. Sie verlaufen meistens phasenhaft – das heißt, es treten Episoden auf, die spontan wieder abklingen.

Man sollte sich aber nicht darauf verlassen.

Es ist eher davon auszugehen, dass die Neigung (Empfänglichkeit) zur Entwicklung einer erneuten Episode, ein Leben lang bestehen bleibt. Es ist wichtig, dass man alles daran setzt, das Rückfallrisiko durch geeignete Maßnahmen zu minimieren. Dabei kommt neben Medikamenten vor allem der eigenen Psychohygiene eine entscheidende Bedeutung zu. Die kognitive Verhaltenstherapie oder andere Formen der psychotherapeutischen Hilfe können diesen Prozess erfolgreich unterstützen.

Der zwischenmenschliche Kontakt, der besonders wichtig ist für depressive Menschen, ist oft gestört. Chronisch depressive Kranke können sich nicht nur weniger als andere anpassen – sie ziehen sich auch resigniert zurück. Gleichzeitig schockieren sie durch nörgelndes Appellationsverhalten (Hilferufe), brüske Zurückweisungen oder regelrechte Feindseligkeiten.

Der depressive Mensch lebt vorübergehend in einer anderen Welt, die gesunde Menschen nicht verstehen können. Diese Welt besteht oft aus Schuldgefühlen, Pessimismus und mangelndem Selbstvertrauen.

Schlafprobleme

Auch Schlafstörungen können ein Zeichen für eine Depression sein. Ein frühes Morgenerwachen bringt das Morgentief. Man erwacht sehr früh und kann nicht wieder einschlafen. Dementsprechend geht es einem morgens besonders schlecht, während sich im Laufe des Tages das Befinden wieder bessern kann.

Nur wer regelmäßig ausreichend schläft ist leistungsstark, konzentrationsfähig und hat eine ausgeglichene Stimmung.

Für die Regeneration unseres Körpers und der Seele ist ein gesunder Schlaf sehr wichtig. Leiden wir an seelischen Störungen, Sorgen, Ängsten oder sind überfordert, ist ein gestörter Schlaf oft die Folge und es entsteht eine Spirale, durch die der Betroffene immer tiefer in eine Krise gerät.

Die Ursachen für das Auftreten der Schlafstörungen, die im Fachjargon übrigens unter dem Namen Insomnie bekannt sind, können vielfältig sein.

Unter Schlafstörungen versteht man:

- Einschlafstörungen

- Durchschlafstörungen

- Frühes Erwachen

Die Auslöser können sein:

- Stress

- Sorgen

- Krankheit

- Quälende Gedanken

- Spätes Essen

- Zuviel Kaffee oder schwarzer Tee

Schlafstörungen führen dazu, dass man müde und gereizt in den neuen Tag startet. Unter einem Schlafproblem leiden immer mehr Deutsche und sie wissen selten, woher ihre Schlafprobleme kommen. Oftmals ist jedoch der Stress im Alltag dafür verantwortlich.

Nicht behandelte Schlafstörungen können so zu Depressionen führen.

Gegen Schlafprobleme sind Kräuter gewachsen, was aber nicht bei jedem Schlafproblem hilft. Grundsätzlich werden Schlafprobleme von den Medizinern nicht als Krankheit angesehen, sondern lediglich als Symptom einer anderen Krankheit, doch gerade dann, wenn die Schlafprobleme über mehrere Wochen oder gar Monate anhalten, wird das Ganze für den Einzelnen zur Qual.

Eine erholsame Nachtruhe ist sehr wichtig, denn wenn wir schlafen regeneriert sich der Körper und die Immunabwehr stärkt sich. Dies verhindert ein vorzeitiges Altern. Wissenschaftliche Studien zeigen auch, dass ein gesunder Schlaf vor der Alzheimer-Erkrankung schützt.

Verschiedene Kräuter helfen beim Einschlafen:

- Baldrian kann die innere Unruhe mildern und man findet leichter in den Schlaf. Ob man den Baldrian als Tee, Tropfen oder Dragees einnimmt, ist dabei egal. Dieses Kraut hilft zu entspannen auch wenn es nicht zur Ermüdung führt. Es ist sehr zu empfehlen für Menschen, die nicht abschalten können und mit Sorgen wach im Bett liegen.

- Ein Melissenbad kann auch sehr gut helfen, wenn Sie eine Badewanne zu Hause haben. Die Wanne zur Hälfte mit warmem Wasser füllen und zirka 50 g Melissenblätter dazu geben. Sollten Sie keine Badewanne haben, versuchen Sie sich damit zu duschen.

- Einem Lavendel-Hopfen-Kissen sagt man nach, dass es harmonisiert durch seinen Duft und der Seele hilft beim Einschlafen. Rezept: 100 g Lavendel und 50 g Hopfenblüten in ein Leinen- oder Seidenkissen füllen. Legen Sie dieses Kissen auf das Kopfkissen im Bett und drücken Sie es ein paar Mal, bevor Sie schlafen. Es entwickelt sich ein beruhigender Duft und diese Wirkung kann man zusätzlich noch mit ein paar Tropfen echten Lavendelöl verstärken. Einfach auf das Kissen träufeln.

- Ein weiterer Tipp ist, eine Handvoll Anis-Samen in eine Schüssel geben und mit kochendem Wasser übergießen und mit einem Handtuch über dem Kopf diesen Dampf zirka 10 Minuten einatmen.

- Man kann es kaum glauben, aber Bohnenkaffee hat eine besondere Wirkung bei Menschen, bei denen andere Beruhigungsmittel nichts bringen. Dies kann der Fall sein, wenn die Schlafstörung aufgrund einer schlechten Hirndurchblutung ausgelöst wird. Dann wird empfohlen, eine nicht zu heiße Tasse Bohnenkaffee vor dem Schlafengehen zu trinken.

Rezepte für Tees:

- Hopfenblütentee: 3 TL Hopfenblüten mit 300 ml kochendem Wasser übergießen und 15 Minuten ziehen lassen. Zirka 30 – 50 Minuten vor dem zu Bett gehen trinken.

- Baldriantee: 1 g Baldrian mit 250 ml kochendem Wasser übergießen und 5 Minuten ziehen lassen, danach absieben und 30 – 50 Minuten vor dem zu Bett gehen trinken. Sie können beide Tees auch miteinander mischen.

- Frauenmanteltee: Gegen Schlaflosigkeit nehmen Sie: 10 g Frauenmantel, 30 g Hopfen, 20 g Enzian, 10 g Melisse, 20 g Baldrian, 30 g Thymian und 30 g Schlüsselblume. Die Kräuter miteinander mischen. Für einen halben Liter Tee nimmt man 2 EL von dieser Kräutermischung und kaltes Wasser, das man zum Kochen bringt. 10 Minuten ziehen lassen, absieben und vor dem Schlafengehen trinken.

- 3 Basen-Kräutertee: 20 g Baldrian, 20 g Melisse und 20 g Lavendel mischen. Diese Mischung hat eine schlaffördernde Wirkung. Nehmen Sie einen TL von dieser Mischung und übergießen ihn mit einer heißen Tasse Wasser. 10 Minuten ziehen lassen und sieben. 30 – 50 Minuten vor dem Schlafengehen schluckweise trinken.

- Bei Kindern kann ein Schlafkissen helfen: Nehmen Sie dazu je eine Handvoll Baldrianwurzeln, Kamille, Rosmarin, Salbei, Farnkraut, Zitronenmelisse und 10 g Mistelbeeren sowie 10 g Arnikablüten. Die Kräutermischung in ein Leintuch vernähen und unter das Kopfkissen legen. So kann das Kind den ausströmenden Duft einatmen. Duftkissen halten zirka 2 Monate.

Es helfen auch Bäder:

- Nehmen Sie 6 Tropfen ätherisches Kamille- oder Lavendelöl und geben alles ins Badewasser. Nicht länger als 15 Minuten darin baden.

- Das Ölbad mit Orangenblüten ist schon lange bekannt als schlaffördernd. Geben Sie 5 Tropfen Öl in Ihr Badewasser und baden Sie auch nicht länger als 15 Minuten. Wenn sie unter Hauterkrankungen leiden, können wir es leider nicht empfehlen.

Erfolgreich bei Schlafstörungen sind auch homöopathische Mittel:

- Avena sativa: Komplex-Mittel mit Hafer, Baldrian und Passionsblume.

- Ambra grisea ist ein homöopathisches Mittel, das im Alter und bei Überarbeitung helfen kann.

- Nux vomica (Brechnuss) hilft Menschen, die sehr hektisch sind und bis spät in die Nacht keine Bettruhe finden. Sie hilft auch bei übermäßigem Kaffeegenuss.

Depressiv oder doch nur schlechte Laune?

Machen Sie sich im Moment Sorgen, weil Sie schlechte Laune haben? Dann sind Sie damit nie alleine. Es gibt wohl kaum jemanden, der nicht auch hin und wieder mal schlechte Laune hat. So eine handfeste miese Stimmung ist vollkommen menschlich, aber leider fühlt sich schlechte Laune nicht wirklich gut an – und sie kann uns den ganzen Tag versauen. Die meisten Verstimmungen gehen auch wieder von allein vorbei, bis auf die wenigen, die sich hartnäckig richtig fest beißen. Oft kommt man dann schnell an den Punkt, wo man sich ernsthaft fragt, ob man schon eine Depression entwickelt hat.

Baden Sie doch dann mal im Selbstmitleid, das kann hin und wieder richtig gut tun. Lümmeln Sie sich aufs Sofa oder ins Bett und ziehen sich die Decke über den Kopf. Schimpfen Sie über Ihren bösen Kollegen oder den idiotischen Freund/Freundin.

Unsere Stimmung ändert sich sehr oft über den Tag. Das gleicht dem Wetter und es ist ganz normal und menschlich. Aber tatsächlich ist es gar nicht so leicht, sich selbst seine schlechte Laune zuzugestehen und in unserer heutigen Spaßgesellschaft wollen auch die meisten immer gut drauf sein. So wird es von uns auch erwartet und diese Haltung baut Druck auf, dem wir dann mit der Zeit nicht mehr gewachsen sind. Dieser Druck führt dann zu noch mehr schlechter Laune oder wir schliddern in eine handfeste Depression hinein.

Sagen Sie Ihren Mittmenschen, dass Sie heute einfach nicht gut gelaunt sind! Es gibt sicher einige Menschen, die damit nicht gut umgehen können, die meisten aber werden Verständnis haben – denn jedem geht es ab und an so.

Sich selbst die Chance zu geben, zu entscheiden, ob man für eine Zeitlang muffelig bleiben möchte, bringt ein aktives Element in die Situation. Indem Sie ehrlich zu sich und Ihrer Umwelt sind, verringern Sie den Druck des „ewig gut gelaunt sein müssen`s" und Sie haben schon einen sehr wertvollen Schritt in die richtige Richtung gemacht.

Versuchen Sie es einfach mal – jetzt in diesem Augenblick zu sich selbst zu sagen: „Ok, ich akzeptiere heute meine schlechte Laune." Und wenn Sie weinen müssen, dann tun Sie es. Vergessen Sie aber bitte nicht, danach weiter nach vorne zu schauen und wieder optimistisch in die Zukunft zu blicken. Sie müssen sich bewusst werden, dass Sie selbst die Fäden spinnen in Richtung Glück bzw. Lebensfreude. Egal was passiert ist, egal, wer Sie verärgert hat, Sie haben es in der Hand, wie oft und wie lange Sie unglücklich sein möchten. Sie entscheiden hier und heute, wie lange Sie den Kopf in den Sand stecken möchten.

Es ist schon länger bekannt, dass wir unser Gehirn zu etwa 50 Prozent selbst kontrollieren können.

Die andere Hälfte des Gehirns wird bestimmt durch:

- Genetik

- Wohnort

- Gesundheit

- Partnerschaft

- Finanzielle Sicherheit

Haben Sie sich vielleicht schon mal gefragt, ob das Ganze vielleicht eine Art Test ist? Vielleicht lernen Sie etwas daraus für Ihr Leben! Vielleicht sind Sie aber auch nur abgespannt und müde.

Dies kann auch zu schlechter Laune führen, weil Sie denken, dass Sie noch Dies und Das erledigen müssen. Legen Sie sich schlafen und geben Sie Ihrem Körper die Zeit um sich zu erholen.

Außerdem wird geraten, die Finger vom Alkohol zu lassen, denn durch den Alkoholkonsum kommt man am nächsten Tag erst Recht in eine lustlose Stimmung.

Warum ist das so? Ein überhöhter Alkoholgenuss führt in eine Dehydratation. Der gesamte Organismus einschließlich aller Gehirnzellen ist mit Flüssigkeit unterversorgt und die typischen Kopfschmerzen (Kater) oder andere Beschwerden setzen am nächsten Morgen ein.

Dehydratation = Flüssigkeitsmangel (wie beim Durchfall).

Handelt es sich nur um eine schlechte Laune, dann machen Sie sich bewusst, dass die auch bald wieder vorüber zieht. Bewegen Sie sich, egal ob Sie Lust haben oder nicht. Sport kompensiert die eigene Missstimmung. Man bekommt wieder einen freien Kopf und nach dem Training setzt der Körper Glückshormone frei. Die Forscher wissen viel mehr über Depressionen als über Glück. Was den Menschen die Stimmung versalzt, lässt sich wissenschaftlich eher erklären – als was sie versüßt.

Sollte gerade der Frühling vor der Tür stehen, dann wird es Zeit, alle Ihre Akkus aufzuladen. Also ab in die Natur und das Lächeln dabei nicht vergessen. Nach einem langen Winter sehnen wir uns im Frühling nach kräftigen Farben. Die steigern, wie Experten der Technischen Universität Graz nachgewiesen haben, unser Wohlbefinden, indem sie das vegetative Nervensystem und die hormonelle Aktivität ankurbeln.

Demenz oder nur Gedächtnisstörung?

Die meisten Frauen leiden Gott sei Dank nur an einer vorrübergehenden Gedächtnisstörung und nach dem Ende der Wechseljahre verbessert sich auch wieder die Konzentration.

Wenn Frauen während der Wechseljahre plötzlich an zunehmender Vergesslichkeit leiden, fürchten sie, es könnte sich um eine Vorstufe von Demenz handeln. Leider ist diese Sorge nicht ganz unberechtigt, denn die Symptome gleichen der Demenz. Auf jeden Fall sollte mit einem Arzt darüber geredet werden.

Sollte es sich wirklich um Demenz handeln, kann eine frühzeitige Diagnose den Krankheitsverlauf durch verschiedene Therapien zumindest gebremst werden.

Was ist Demenz?

Häufig spricht man von Alzheimer und meint gleichzeitig auch Demenz. Es ist wichtig deutlich zu machen, dass die Demenz der Oberbegriff für verschiedene Demenz-Erkrankungen ist – umgekehrt jedoch nicht jede Demenz ein Alzheimer.

Das heißt: Alzheimer ist eine Form von Demenz.

Die häufigste Form der Demenz ist die Alzheimer-Krankheit (Zirka 60% aller Demenzen sind Alzheimer-Demenz), eine neurodegenerative Erkrankung, die am besten erforscht ist. Sie entsteht im Gehirn durch den Verlust gesunder Nervenzellen. Es gehen in bestimmten Bereichen des Gehirns durch Störungen des Gleichgewichts des Botenstoffs Glutamat Nervenzellen zugrunde.

Der Begriff Demenz ist international im ICD 10 (Internationale Klassifikation der Krankheiten, 10. Revision) einheitlich definiert.

Zirka 1,2 Millionen Menschen leiden in Deutschland an einer Demenz, die Tendenz ist steigend. Wenn man Experten-Prognosen glauben kann, so sind im Jahr 2030 zirka 2,5 Millionen Menschen von der Demenzerkrankung in Deutschland betroffen.

Demenz zeichnet sich durch einen Verlust der kognitiven Fähigkeiten wie Denken, Erinnern und Orientieren aus. Betroffene sind im fortgeschrittenen Krankheitsstadium nicht mehr dazu in der Lage, ihr Leben eigenständig und selbstbestimmt zu führen.

Menschen, die an Demenz leiden, bemerken die Veränderung an sich selbst schnell, aber sie geben diese oft nicht offen zu. Sie entwickelt sich jahrelang unbemerkt - in der Regel vergehen bis zu 10 Jahre, in denen sich das Gehirn kontinuierlich verändert.

Die Erkrankten realisieren im Stadium der leichten kognitiven Beeinträchtigung, dass hier etwas nicht mit ihnen stimmt und fallen in Depressionen bis hin zu Suizidgedanken.

Bis heute ist die Demenz/Alzheimer nicht heilbar und die Forscher legen großen Wert auf Prävention und Früherkennung. Wenn man die "Alzheimer Plaques" schon früh erkennen könnte, dann wäre Alzheimer vermutlich besser vorzubeugen.

ALZHEIMER ist weltweit die häufigste Form von Demenz. Fast jeder Mensch kennt im Kreise seiner Familie und Freunde/Bekannte einen Menschen der von dieser Krankheit befallen ist. Dies hängt mit der steigenden Lebenserwartung zusammen, je älter wir werden, umso höher ist die Chance erste Symptome zu entwickeln.

Vor jeder Diagnose und einem Demenz/Alzheimer-Test steht ein Gespräch mit dem Arzt. Hier ist es besonders dann ein Vorteil, wenn die Hausärzte ihre Patienten schon länger kennen. Hausärzte können ihre Patienten gut einschätzen, wie etwa die körperliche und geistige Verfassung ihrer Patienten sich über Jahre verändert haben.

Wenn nun der Verdacht auf Demenz/Alzheimer besteht, sollte das Gespräch mit dem Hausarzt (ist der erste Ansprechpartner) besonders ausführlich ausfallen.

Wenn sich der Verdacht auf eine Demenz/Alzheimer erhärtet, wird der Hausarzt den Patienten an Spezialisten weiter vermitteln. Von selbst durchgeführten Demenz-Tests wird abgeraten.

Es ist immer noch sehr schwierig, die Diagnose Demenz und Alzheimer zu stellen. Es können zwar bestimmte Symptome sowie der Verlauf der Beschwerden auf Demenz und Alzheimer hinweisen, aber das braucht viel Zeit. Bei der Diagnosestellung müssen unbedingt ähnliche Krankheitszeichen ausgeschlossen werden.

Für Nicht-Betroffene ist es schwer nachvollziehbar, was es bedeutet, langsam seinen Verstand zu verlieren. Für die Betroffenen ist es ein Zustand, der meist von Angst und Verwirrung geprägt ist.

Das Gefühl, welches der Erkrankte hat, könnte man mit einem Barfußparcour (Gehstrecke) vergleichen.

Ein Barfußparcour ist ein Weg aus verschiedenen Materialen. Dieser Weg sollte mit verbundenen Augen bewältigt werden. Durch das Barfußlaufen können besondere Sinneseindrücke erlebt werden.

Wenn ein Nicht-Betroffener nun mit verbundenen Augen diesen Barfußparcour geht, ist dieser unvorbereitet was er zu spüren bekommt. Die Helfer geben bestimmte Anweisungen, wie weit die Schritte sein sollen. Es ist mal angenehm für seine Füße, mal unangenehm. Es machen sich Gefühle der Ohnmacht breit "auf andere" angewiesen zu sein. Man muss seinen Mitmenschen schon sehr vertrauen, wenn man zum Beispiel nichts mehr sieht, oder nicht mehr Herr seiner Sinne ist.

Mehr Infos über Demenz finden Sie in meinem Buch:

Demenz & Alzheimer besser verstehen - Das langsame Vergessen

Books on Demand ISBN-10: 3744833771 und ISBN-13: 978-3744833776

Rezepte

Erdnussbutter-Kekse

Zutaten: 1 Glas Erdnussbutter (mit Stückchen, 400 g Cremedouble, 300 g gehackte Haselnüsse, 1 Fläschchen Vanillebackaroma, 1 EL flüssiger Süßstoff, 2 - 3 EL Eiweißpulver, 2 TL Backpulver

Zubereitung: Alle Zutaten in einer Schüssel gut verrühren. Mit einem EL die Kekse auf ein Backblech (Mit Backpapier auslegen) geben und bei 180 Grad 10 - 15 Minuten backen.

Eiweiß-Mandel-Kekse

Zutaten: 200 g geschmolzene Butter, 6 Eier, 1 PK Backpulver, 3 EL Süßstoff, 1 Prise Salz, 200 g gemahlene Mandeln, 2 EL gehackte Mandeln, 200 g Eiweißpulver

Zubereitung: Die Masse ein paar Minuten rühren. Daraus kleine Bällchen formen und plattdrücken. Die Taler auf ein Blech legen (mit Backpapier). 15 - 20 Minuten bei 180 Grad backen. Tipp: Sie können die Kekse sehr gut einfrieren. Und auf dem Toaster ein paar Minuten cross toasten. Möchten Sie gerne Müsli essen? Dann zerkleinern Sie ein paar Kekse und vermischen es mit Naturjoghurt, Hüttenkäse oder Quark. Dazu nehmen Sie etwas Süßstoff zum süßen.

Zimtwaffeln mit Eiweißpulver

Zutaten: 4 Eier, 4 EL Öl, 4 EL Eiweißpulver (Vanille), 2 EL Joghurt, 4 EL Wasser, ½ Tütchen Backpulver, 1 TL Zimt

Zubereitung: Eier sehr schaumig rühren und restliche Zutaten darunter mischen. Im Waffeleisen die Waffeln goldgelb backen. Diese Waffeln kann man sehr gut frosten.

Kokosmakronen

Zutaten: 5 Eiweiße, 1 EL Zitronenpulver, 3 - 4 EL Streusüße, 200 g Kokosflocken

Zubereitung: Ergibt 9 große Kokosmakronen auf einem Blech! Eiweiß steif schlagen und vorsichtig nacheinander die Streusüße und das Zitronenpulver dazu geben. Die Kokosflocken unterheben. Bei 125 Grad ca. 35 - 40 Minuten im Backofen backen. Dann noch bei geschlossenem Backofen ca. 15 - 20 Minuten abkühlen lassen.

Eiweißpulver als Mehlersatz (Proteinpulver): In vielen Rezepten „mit Eiweißpulver" wird ein Proteinpulver mit wenig KH (Kohlenhydrate) verwendet. Bei kohlenhydratarmer Ernährung (Low Carb) achtet man auf die KH. Die KH sind von Firma zu Firma verschieden (0,5 KH auf 100 g – 2,8 KH auf 100 g). Das Eiweißpulver wird von Sportlern „eigentlich" für den Muskelaufbau benutzt. Es eignet sich auch zum Backen und Kochen in einer kohlenhydratarmen Ernährung. Man bekommt dieses Pulver in allen möglichen Geschmacksrichtungen (auch mit neutralem Geschmack). Kaufen kann man es in Sportgeschäften, Bodybuildershops, großen Supermärkten und Reformhäuser. Wer mehr Infos über Eiweißpulver erfahren möchte, gibt dieses Wort einfach als Suchfunktionswort ein.

Frischkäse-Vanille-Brötchen

Zutaten: 125 g geschmolzene Butter, 3 Eier, 3 EL Leinsamen, 175 g Frischkäse, 100 g Eiweißpulver (Vanille), 1 Tütchen Backpulver, 1 TL Zimt
Zubereitung: Butter schmelzen und unter die geschlagenen Eier rühren. Restliche Zutaten darunter mischen und kleine Brötchen formen. Bei ca. 165 Grad ca. 30 - 35 Minuten backen.

LC-Russischer Zupfkuchen

Zutaten für den Boden: 100 g Butter, 100 g gemahlene Mandeln, 100 g gemahlene Haselnüsse, 100 g Eiweißpulver (Schoko), 4 EL flüssiger Süßstoff
Zubereitung: Der Teig wird krümelig. Butter schmelzen. Die Hälfte vom Teig (Krümeln) in die gefettete (mit Mandeln paniert) Springform (18 cm Durchmesser) geben und andrücken.
Zutaten für den Belag: 4 Eier (Eiweiß schaumig rühren), 500 g Quark (20%), 1 Päckchen weiße Sofort-Gelatine, 4 EL flüssiger Süßstoff, 1 TL Kakao (Zuckerfrei)
Zubereitung: Eier trennen, Eiweiße schaumig rühren. Die Masse auf den Boden geben und glatt streichen. Eiweiß darunter heben. Zu der zweiten Hälfte des Teiges 1 TL Kakao und ein wenig Sahne dazu geben und kleine flache Klecks auf den Käsebelag legen. Bei 180 Grad ca. 1 Stunde backen. Backofen abstellen. Den Kuchen noch im geschlossenen Backofen 10 Minuten abkühlen lassen.

Sahnequark-Muffins

Zutaten: 250 g Sahnequark, 200 g gemahlene Mandeln, 50 g Butter, 4 EL flüssiger Süßstoff, 2 TL Zimt, 1 TL Backpulver, 30 g Eiweißpulver (Vanille), 6 Eier (Eiweiß schaumig schlagen), 1 Fläschchen Backaroma (Vanille)
Zubereitung: Butter schmelzen, Eiweiße schaumig rühren, Zutaten dazu geben und das Eiweiß zum Schluss unter heben. Teigmasse in Muffin-Form (mit Papier) geben und bei 160 Grad ca. 40 - 50 Minuten backen.

Palmin-Pralinen

Zutaten: 100 g Palmin, 100 g Sahne, 50 g Butter, 3 EL Back-Kakao (oder geschmolzene Schokolade 75%), 4 EL Kokosflocken, 2 EL gemahlene Haselnüsse, 4 TL flüssiger Süßstoff, 1 Backaroma (Vanille)

Zubereitung: Palmin und Butter in einem Topf schmelzen und den Rest dazu geben und verrühren. Dann in kleine Papier Formen (für Pralinen) füllen. Im Kühlschrank kalt stellen (ca. 3 Stunden). Haltbarkeit ca. 3 - 5 Tage. Man kann sie auch frosten.

Schwarz-Weiß-Kekse

Zutaten: 250 g weiche Butter, 6 - 8 EL Eiweißpulver, 100 g gemahlene Mandeln, 1 TL Backpulver, 4 TL flüssiger Süßstoff, ½ TL Backaroma (Rum), 2 EL Kakao (Zuckerfrei), 2 - 3 EL Sahne

Zubereitung: *Der Teig muss knetbar sein.* Alle Zutaten zu einem glatten Teig verarbeiten. Die Hälfte des Teiges mit Kakao und Sahne verrühren. Beide Teige gleichmäßig dick ausrollen und übereinander legen und leicht andrücken. Von einer Seite her aufrollen und in Scheiben schneiden. Auf das Blech (mit Backpapier) legen und bei da. 160 Grad 10 - 12 Minuten backen.

Möhrenkuchen

Den Kuchen können Sie auch im Glas backen

Zutaten: 350 g Möhren fein häckseln, 4 Eier, das Eiweiß steif schlagen, 3 EL Streusüße, 400 g gemahlene Mandeln, 1 TL Backkakao (ohne Zucker), 1 Prise Salz, 2 – 3 Tropfen Backaroma „Vanille"

Zubereitung: Alle Zutaten mischen und zum Schluss das Eiweiß unterheben. In die Muffin-Form geben und bei 160 Grad 45 Minuten backen.

Apfel-Chicoréesalat mit Paprika

Zutaten: 3 Chicorée, 1 rote Paprikaschote, 1 großer Apfel, 200 g Naturjoghurt, 3 harte Eier, 3 EL flüssige Sahne, 2 EL Zitronensaft, 2 EL Balsamicoessig, 2 EL Honig, 1 EL Erdnussöl, ½ TL Salz, 2 Prisen Pfeffer

Zubereitung: Paprikas waschen, in dünne Streifen schneiden, in eine große Schüssel geben. Chicorée putzen, klein schneiden. Äpfel schälen und in dünne Scheiben schneiden. Joghurt, Sahne, Zitronensaft, Essig, Honig, Salz, Pfeffer, Öl verrühren, Eier klein würfeln und alles in die Schüssel geben.

Tomaten-Fetakäse-Salat

Zutaten: 2 Chicorée, 5 Tomaten, 3 Knoblauchzehen, 400 g Feta-Käse, 2 EL Zitronensaft, 2 EL Balsamicoessig, 1 EL Honig, 1 TL Oregano, ½ TL Salz, 3 Prisen Pfeffer, 2 EL Olivenöl

Zubereitung: Chicorée waschen, putzen in dünne Streifen schneiden. Tomaten waschen und in dünne Scheiben schneiden. In die Schüssel geben. Fetakäse zerkrümeln und in die Salatschüssel geben. Knoblauchzehen schälen und zerdrücken, zusammen mit den Gewürzen, Honig, Essig, Öl, Zitronensaft und Gewürze in die Schüssel geben. Gut durchmischen.

Spargelsalat mit Erdbeeren

Zutaten: 500 g Erdbeeren, 250 g grünen Spargel, 250 g weißen Spargel, 1 Rucola (Dekoration), 2 EL Zitronensaft, 3 EL Nussöl, Mark einer Vanilleschotte, ½ TL Pfeffer, ½ TL Salz

Zubereitung: Einen großen Teller mit Rucola dekorieren. Darauf wird im Anschluss der Erdbeer-Spargelsalat serviert. Den Spargel putzen und schälen (beim Grünen nur das untere Drittel). Den Spargel in mundgerechte Stücke schneiden und im Salzwasser dünsten. Dabei dem weißen Spargel 8 Minuten Vorsprung geben (er braucht länger). Abkühlen lassen. Spargel zusammen mit den Erdbeeren auf den Salat geben. Zitronensaft, Vanille, Gewürze Nussöl mischen und über den Salat geben.

Mango-Zucchinisalat

Zutaten: 4 Zucchini, 2 reife Mango, 4 EL Sojasoße, ½ TL Salz, 1/3 TL Pfeffer, ½ TL Curry, 1 EL Zitronensaft

Zubereitung: Zucchini würfeln, Mango schälen und vierteln. Ein Viertel in feinste Streifen schneiden. Aus den anderen Vierteln den Saft auspressen. Die Sojasoße mit dem Mangosaft verrühren und mit den Gewürzen abschmecken.

Chicorée- und Feldsalat

Zutaten: 300g Feldsalat, 200 g Chicorée, 1 Orange, 3 EL Zitronensaft, 3 EL Sojasoße, 1 EL süßer Senf, 2 EL Olivenöl, 2 Prisen Zimt, 2 Prisen Pfeffer, ½ TL Salz

Zubereitung: Feldsalat waschen, putzen und abtropfen lassen. Die ersten Blätter des Chicorée entfernen, halbieren, den inneren Strunk entfernen und in Streifen schneiden. Blutorange schälen und filetieren. Zitronensaft, Sojasoße, Olivenöl, Senf und Zimt verrühren und mit Pfeffer, Salz würzen. Salat auf Tellern anrichten, die Orangenspalten darauf verteilen und mit dem Dressing beträufeln.

Rotkohlsalat

Zutaten: 1 kleiner Rotkohl, 300 g Frühstücksspeck, 1 TL Salz, ½ TL Pfeffer, ½ TL Zucker (oder Süßstoff), 5 EL Mayonnaise, 1 Möhre klein raspeln, 3 EL Öl, 2 EL Weinessig, 3 EL Rotwein, 2 EL klein geschnittene Ananasstücke (ohne Zucker)

Zubereitung: Frühstücksspeck in Öl anbraten. Den Rotkohl in feine Streifen schneiden und alle Zutaten hinzu geben. 1 Stunde ziehen lassen.

Orientalische Joghurtsuppe

Zutaten: 1 Zucchini, 1 kleine Möhre, 1 gelbe frische Paprika, 1 kleine Zwiebel, 1 Knoblauchzehe, 1 EL Zitronensaft, 400 g Joghurt, 400 ml Gemüsebrühe, 2 Eier, 2 EL Olivenöl, ½ TL Salz, 3 – 4 Prisen Pfeffer, 2 EL Kräuter

Zubereitung: Paprika, Möhre, Zucchini putzen, waschen und würfeln, Knoblauchzehe, Zwiebel sehr klein würfeln. Paprika, Möhre, Zucchini, Zwiebel in Olivenöl andünsten, zum Schluss den Knoblauch dazu geben. Den Joghurt mit der Brühe und den Eiern im Topf verquirlen und unter ständigem Rühren heiß werden lassen (nicht kochen). Den Topf vom Herd nehmen und mit Salz und Pfeffer abschmecken. Die Joghurtsuppe mit einem Stabmixer aufschäumen und das Gemüse in die Suppe geben, mit den frischen Kräutern bestreuen.

Bärlauch-Cremesuppe

Zutaten: 500 g Bärlauch, 1 Möhre, 1 Zwiebel, 4 Cocktailtomaten, 3 EL Butter, ¾ Liter Gemüsebrühe, 200 ml Sahne, ½ TL Salz, 1/3 TL Pfeffer, ½ TL Curry

Zubereitung: Bärlauch, Möhre, Zwiebel fein hacken. 1 EL Bärlauch besonders fein hacken und zur Seite stellen. Cocktailtomaten vierteln, zur Seite stellen. Die Zwiebel, Möhre in der Butter glasig dünsten. Bärlauch dazugeben, mit der Gemüsebrühe aufgießen, aufkochen lassen, die Schlagsahne einrühren. Mit einem Mixstab fein pürieren. Mit den Gewürzen abschmecken. Die Suppe in Teller verteilen und in jeden Teller ein wenig mit Bärlauchblättern und den Tomatenstückchen garnieren.

Sauer scharfe Fleischsuppe

Zutaten: 400 g Schweinefleisch, 800 ml Hühnerbrühe, 4 Pilze (Mu-Err) (einweichen und klein schneiden), 2 EL Bambussprossen aus der Dose (klein schneiden), 1 TL geriebene Ingwerwurzel, 1 TL Johannisbrotkernmehl, 1 Ei, 1 EL Essig, 1 TL Salz, Je 3 Prisen Pfeffer & Cayennepfeffer, 1 EL Sesamöl, 3 Frühlingszwiebeln (sehr fein hacken)

Zubereitung: Das Schweinefleisch in kochendem Wasser mit Salz 40 Minuten garen. Die Hühnerbrühe zum Kochen bringen. Das Schweinefleisch klein schneiden und mit den Pilzen, Bambussprossen und dem Ingwer in die kochende Brühe geben. Das Johannisbrotkernmehl mit 4 EL Wasser anrühren und vorsichtig die Suppe damit binden. Das Ei verquirlen und in die nicht mehr kochende Suppe geben. Die Suppe vom Herd nehmen und mit dem Essig, Pfeffer, Cayennepfeffer und dem Sesamöl würzen. Die Zwiebeln zum Schluss in die Suppe geben.

Dörrfleischsuppe mit Zucchini

Zutaten: 1 Liter Fleischbrühe, 250 g Dörrfleisch, 1 Zwiebel würfeln, 1 Möhre klein würfeln, ½ TL Salz, 2 Prisen Pfeffer, 250 Sahne, 300 g Zucchini würfeln

Zubereitung: Dörrfleisch in einer Pfanne anbraten und mit der Fleischbrühe ablöschen. Zucchini, Möhre, Zwiebel, Gewürze hinzugeben. 15 Minuten garen. Zum Schluss die Sahne hinzu geben.

Joghurt Suppe mit Spinat

Zutaten: 400 g Blattspinat oder 300 g TK-Spinat, 400 g Joghurt, 1 Zwiebel, 2 Knoblauchzehen, 1 Möhre, ½ Blumenkohl, 750 ml Wasser, 3 EL Olivenöl, 2 TL Salz für das Kochwasser, ½ TL Salz, 3 Prisen Pfeffer, 2 EL frische Kräuter

Zubereitung: Zwiebel, Möhre, Blumenkohl und den küchenfertigen Spinat klein schneiden. Das Olivenöl in einem hohen Topf erhitzen und die Zwiebel darin dünsten. Den Spinat, Möhre, Blumenkohl und das Wasser dazugeben und bei mittlerer Hitze mit geschlossenem Deckel zirka 35 Minuten kochen. In der Zwischenzeit den Joghurt in eine Schüssel geben. Den Knoblauch schälen, durch die Knoblauchpresse drücken und zu dem Joghurt geben. Mit Salz und Pfeffer würzen. Die Joghurtmischung zu dem garen Gemüse geben. Achtung: Die Suppe darf nicht mehr kochen! Mit Kräutern bestreuen.

Brotaufstrich: Zwiebeln mit Äpfeln in Joghurt

Zutaten: 1 große Gemüsezwiebel, 3 saure Äpfel, 200 g Naturjoghurt, 4 – 5 EL Mayonnaise, 1 Prise Salz, 2 Prisen Pfeffer, 1 EL Zitronensaft, 1 EL Olivenöl

Zubereitung: Das Gericht muss 6 Stunden im Kühlschrank ruhen! Zwiebel in dünne Scheiben schneiden, Äpfel schälen, vierteln, in dünne Streifen schneiden. In einer Schüssel den Joghurt, die Mayonnaise, Zitronensaft, Olivenöl und die Gewürze vermischen. Dann die Zwiebeln und Äpfel untermischen. Dazu reicht man Low Carb Brot.

Eingelegte Tomaten

Zutaten: 200 g getrocknete Tomaten, ½ TL Salz, 2 Knoblauchzehen, 1 Liter Wasser 150 ml Weißwein, 2 EL Zitronensaft, 2 EL Essig, Zirka ½ L Olivenöl, 3 EL gemischte Kräuter, ½ TL Chilipulver

Zubereitung: Wein, Essig, Zitronensaft und Wasser aufkochen lassen, die Tomaten zirka 15 Minuten bei wenig Hitze ziehen lassen. Im Sieb gut abtropfen lassen. Öl mit den Gewürzen und Kräuter mischen. Knoblauch in feine Scheiben schneiden. Tomaten und den Knoblauch in die Einmach-Gläser geben und mit Olivenöl auffüllen. 2 Wochen ziehen lassen.

Tomatenketchup

Zutaten: 1 kg Tomaten, 2 Zwiebeln, 1 Apfel, 1 EL Honig, 2 EL Balsamicoessig, 2 EL Zitronensaft, ½ TL Pfeffer, ½ TL Salz, ½ TL gemahlene Senfkörner, 3 EL Kräuter, 2 EL Olivenöl

Zubereitung: Tomaten waschen, in kleine Stücke schneiden. Apfel schälen, in kleine Stücke schneiden. Zwiebel klein würfeln. In einer hohen Pfanne mit dem Öl zirka 30 Minuten köcheln lassen. Die restlichen Zutaten hinzu geben und weitere 10 Minuten köcheln lassen. Zum Aufbewahren in heiß gespülte saubere Flaschen füllen. Sofort verschließen.

Heidelbeer-Quark

Zutaten: 250 g Quark (40% Fett, 250 g gefrorene Heidelbeeren, ½ TL flüssiger Süßstoff, 1 EL gemahlene Haselnüsse, 1 EL Eierlikör, 4 - 5 Tropfen Vanillearoma
Zubereitung: Heidelbeeren ca. eine Stunde auftauen lassen (für Eis NICHT auftauen). Alle Zutaten mischen.

Mascarpone-Muffins

Zutaten: 300 g gemahlene Mandeln, 4 Eier, 3 EL Mascarpone, 150 g Joghurt (3,5% Fett), 3 TL flüssiger Süßstoff, ½ Fläschchen Vanillebackaroma, ½ PK Backpulver, 1 Prise Salz, Muffin-Förmchen
Zubereitung: Eier trennen und das Eiweiß mit einer Prise Salz steif schlagen. Die restlichen Zutaten gut miteinander vermischen. Dann vorsichtig das Eiweiß unterheben. Den Teig in Muffin-Förmchen füllen und im vorgeheizten Backofen bei 180 Grad ca. 25 - 30 Minuten backen.

Ingwer-Erdbeerbowle

Zutaten: 1 walnussgroßes Stück Ingwerwurzel, 1 kg Erdbeeren, 2 - 3 EL Zitrone, 1 L eiskaltes Mineralwasser, 1 L Sekt (Halbtrocken)
Zubereitung: Den Ingwer schälen und in kleine Stücke schneiden. In einem geschlossenen Topf mit 500 ml Wasser 10 - 15 Min köcheln, abkühlen lassen und in einen Eiswürfelbehälter füllen. Geben Sie ein paar Stücke Erdbeeren dazu. Im Eisfach ca. 5 Stunden gefrieren lassen. Die Erdbeeren waschen, putzen und klein schneiden. Mit Zitronensaft in einem Bowlengefäß mischen und etwas durchziehen lassen. Kurz vor dem Servieren die Erdbeeren mit dem Mineralwasser und dem Sekt aufgießen und die Ingwereiswürfel zugeben.

Mandel-Eierspeise

Zutaten: 4 Eier, 3 - 4 EL flüssige Sahne, 100 g gemahlene Mandeln, 2 EL Butter, 200 g Frischkäse, 1 TL flüssiger Süßstoff, ½ - 1 TL Zimt
Zubereitung: Eier, gemahlene Mandeln mit Sahne mischen. Frischkäse, Zimt und Süßstoff mischen. Butter in einer Pfanne erhitzen. Eiermasse zufügen und daraus vier Omelettes ausbacken. Auf die Teller geben, den Frischkäse darauf verteilen und zusammenklappen.

Götterspeise-Apfelkompott

Zutaten: 1 kleines Glas zuckerfreies Apfelkompott, 2 - 3 EL gehackte Nüsse, 1 Päckchen Götterspeise Zitronengeschmack ohne Zucker, 2 - 3 TL flüssiger Süßstoff, 80 ml Sahne
Zubereitung: Götterspeise nach Packungsangabe zubereiten und mit Süßstoff abschmecken. Apfelkompott in hohe Gläser geben. Götterspeise darüber geben und ca. 4 - 5 Stunden im Kühlschrank kalt stellen. Sahne steif schlagen und in einen Spritzbeutel geben. Sahnetupfer auf die Götterspeise spritzen und mit Nüssen garniert servieren.

Zimt-Eierspeise

Zutaten: 4 Eier, 3 - 4 EL flüssige Sahne, 100 g gemahlene Haselnüsse, 2 EL Butter, 200 g Frischkäse, 1 TL flüssiger Süßstoff, 2 TL Zimt

Zubereitung: Eier, gemahlene Haselnüsse mit Sahne mischen. Frischkäse, Zimt und Süßstoff mischen. Butter in einer Pfanne erhitzen. Eiermasse zufügen und daraus vier Omelettes ausbacken. Auf die Teller geben, den Frischkäse darauf verteilen und zusammenklappen.

Moccaspeise

Zutaten: 500 g Quark (20%), 100 ml Sahne, 1 TL löslicher Kaffee, 2 TL Süßstoff (Streusüße)

Zubereitung: Den Kaffee mit 2 EL heißem Wasser auflösen, die Sahne und die Streusüße hinzu geben. Das Ganze unter den Quark schlagen und kalt stellen.

Quarkspeise mit Beeren-Mix

Zutaten: 400 g Beeren Mix, frisch oder Tiefkühlware (in der Mikrowelle auftauen), 500 g Quark, 20%, 60 g Eiweißpulver (Himbeer- oder Erdbeergeschmack), etwas Milch, etwas Süßstoff oder Streusüße, je nach Geschmack

Zubereitung: Die Zutaten vermengen und evtl. etwas Milch zu geben.

Cappuccino-Crème

Zutaten: 250 g Mascarpone, 200 g Quark, 10 g Cappuccino-Pulver , etwas Süßstoff, 100 ml Sahne, süß, 2 TL Kakaopulver

Zubereitung: Mascarpone, Quark, Streusüße und Cappuccino-Pulver in eine Schüssel geben und alles vermengen, bis eine gebundene Masse entsteht. Die Schlagsahne in einem hohen Gefäß mit einem Mixer steif schlagen und zu der Cappuccino-Masse unterheben. Die Cappuccino-Creme in kleine Schälchen füllen und im Kühlschrank kalt stellen. Vor dem Servieren dünn mit dem Kakaopulver betreuen.

Erdbeer-Eis

Zutaten: 500 g frische Erdbeeren, 300 g Natur-Joghurt, 2 EL flüssige Sahne, ½ Fläschchen Vanillebackaroma

Zubereitung: Erdbeeren waschen, in einem Sieb abtropfen lassen und dann pürieren. Blaubeerpüree mit den restlichen Zutaten vermischen, in Dessertgläser füllen und im Gefrierschrank zirka 5 Stunden fest werden lassen.

Tipp: Anstatt Erdbeeren können Sie auch andere Beeren nehmen. Wenn Sie keine Vanilleschote haben, nehmen Sie ein paar Tropfen Vanillearoma.

Hexen-Bowle

Zutaten: Viele Eiswürfel zubereiten (Frostzeit: 5 – 7 Stunden), 1 L kalter Pfefferminztee (mit Süßstoff – zirka: 3 – 4 TL), 2 TL Zitronensaft, 1 Flasche Sekt, 1 Handvoll frische Pfefferminz-Blätter

Zubereitung: Alle Zutaten miteinander mischen.

Kräuterfrischkäse mit Peperoni

Zutaten: 250 g Kräuter-Frischkäse, 100 g Quark (40%), 4 EL flüssige Sahne, 4 rote Peperoni, 1 TL Zitronensaft, 2 TL Sojasoße, 2 Spritzer Sambal Oelek, ½ TL Paprikapulver (scharf), 1 TL Paprikapulver (süß), 1 TL Salz, 2 Prisen schwarzer Pfeffer
Zubereitung: Peperoni waschen und in Stücke schneiden. Im Mixer pürieren. Kräuter-Frischkäse, Quark, Sahne, Zitronensaft, Sambal Oelek und Sojasoße cremig rühren. Peperoni-Püree unterheben und mit Paprikapulver, Salz und Pfeffer abschmecken.

Überbackene Jalapeños

Zutaten: 13 ganze Jalapeños, 250 g geriebener Käse, 100 g Quark (40%), 100 g Frischkäse, 1 TL Paprikapulver (süß), ½ TL Paprikapulver (scharf)
Zubereitung: Die Jalapeños längs halbieren. Der Stängel bleibt an der einen Hälfte noch dran. Die Kerne und Zwischenwände entfernen. Quark, geriebener Käse und Kräuterfrischkäse gut miteinander verrühren, mit dem Paprikapulver abschmecken und die Jalapeños damit füllen. Auf ein mit Backpapier ausgelegtes Backblech geben und im vorgeheizten Backofen bei 180 Grad ca. 25 - 30 Minuten überbacken. Jalapeños: ist eine kleine bis mittelgroße Paprika, die nach der mexikanischen Stadt Xalapa (früher Jalapa) benannt ist. Der Schärfegrad von Chilis innerhalb eines Strauchs kann gewaltig variieren. In Europa sind Jalapeños vor allem in eingelegter Form erhältlich

Gurkengemüse mit Crème fraîche

Zutaten: 2 Schlangengurken, 1 rote Paprika, 1 grüne Paprika, 100 ml flüssige Sahne, EL Crème fraîche, 2 - 3 EL Olivenöl, 1 EL scharfer Senf, 2 - 3 Spritzer Tabasco, 1 TL Knoblauchsalz, 2 - 3 Prisen grünen Pfeffer
Zubereitung: Schlangengurken schälen, Kerne entfernen und in Spalten schneiden. Paprikas schälen, Kerngehäuse entfernen und in Streifen schneiden. Olivenöl in einer Pfanne erhitzen und die Gurken und Paprika darin anbraten. Mit Sahne ablöschen. Senf, Tabasco und Crème fraîche unterheben und bei schwacher Hitze ca. 10 Minuten köcheln lassen. Vor dem Servieren mit Knoblauchsalz und Pfeffer abschmecken.

Rote Bete Carpaccio

Zutaten: 350 g Rote Bete Scheiben (Glas), 1 Handvoll Rucola, 2 Tomaten, 2 Blätter Salbei, 2 Knoblauchzehen, 2 EL Butter, 3 EL gehackte Walnüsse, 1 EL Olivenöl, 2 EL Balsamicoessig, ½ TL Salz & ½ TL Pfeffer
Zubereitung: Rucola waschen, grob schneiden und auf zwei Teller verteilen. Rote Beete abtropfen lassen, auf dem Salat verteilen, mit Salz und Pfeffer würzen. Knoblauchzehen schälen, in dünne Scheiben schneiden, mit der Butter, Öl in der Pfanne zart schmelzen. Salbei in dünne Streifen schneiden, in die Pfanne geben. Tomaten klein würfeln, in die Pfanne geben. Mit Essig ablöschen, auf den 2 Tellern verteilen. Mit Walnüssen überstreuen.

Linsen-Ragout

Zutaten: 3 Paprikaschoten, 2 Möhren, 1 Zwiebel, 1 große Tasse rote Linsen, 300 g passierte Tomaten, 100 ml flüssige Sahne, ½ TL Salz & ½ TL Pfeffer, 3 EL Kräuter ½ TL Knoblauchpulver, 3 EL Olivenöl

Zubereitung: Paprikas und Möhren waschen und in kleine Würfel schneiden. Zwiebel schälen, in dünne Scheiben schneiden. Im Olivenöl kurz andünsten, die passierten Tomaten und Sahne dazugeben, aufkochen lassen und die Linsen zugeben. Zirka 10 Minuten schwach köcheln. Mit den Gewürzen abschmecken.

Blumenkohl mit Pilze in Joghurtsoße

Zutaten: 4 rote Paprikaschoten, 400 g Champignons, 1 Zwiebel, 1 Blumenkohl, 250 g Naturjoghurt, 200 g Schmand, 3 EL Schnittlauch, 1 TL Paprikapulver, ½ TL Currypulver, ½ TL Kreuzkümmel, ½ TL Salz & ½ TL Pfeffer, 2 EL Olivenöl, 2 EL Zitronensaft

Zubereitung: Blumenkohl putzen, in kleine Röschen schneiden und im Salzwasser zirka 10 Minuten gar kochen. Paprikas waschen, den Deckel abschneiden. Pilze putzen in kleine Würfel schneiden. In die Pfanne mit dem Öl geben. Zwiebel schälen, in kleine Würfel schneiden und zu den Pilzen geben, zirka 10 Minuten braten, mit Zitronensaft ablöschen. Die Paprikas mit den Pilzen füllen und in eine Ofenform stellen. Die Blumenkohlröschen dazu legen. Joghurt mit dem Schmand, Schnittlauch und den Gewürzen mischen und über den Blumenkohl geben. Paprika-Deckel auf die gefüllten Paprikas geben und im Ofen zirka 25 Minuten bei 200 Grad backen.

Schafskäse mit Paprika

Zutaten: 4 Paprikaschoten, 200 g Schafskäse, 120 ml flüssige Sahne, 2 Eier, 3 EL Olivenöl, 2 EL Zitronensaft, ½ TL Salz , 2 Prisen Pfeffer, ½ TL Chilipulver, 1 TL Currypulver, 120 g Gouda-Käse

Zubereitung: Paprika waschen und halbieren. Schafskäse zerdrücken und mit den Eiern, der Sahne, Zitronensaft und den Gewürzen vermischen. Alles auf die Paprikahälften verteilen. Auflaufform mit Öl bestreichen und die Paprika drauf legen. Mit dem Gouda bestreuen und bei 180 Grad zirka 35 Minuten überbacken.

Mangold mit Crème fraîche

Zutaten: 600 g Mangold, 2 kleine Möhren, 1 Zwiebel, 200 g Crème fraîche, 2 EL Zitronensaft, ½ TL Salz, 2 – 3 Prisen Pfeffer, 3 EL Olivenöl

Zubereitung: Mangold waschen, von den Stielen abtrennen, in breite Streifen schneiden (Stiele in feine Streifen schneiden). Möhren schälen, in feine Streifen schneiden. Zwiebel schälen, in kleine Würfel schneiden, in der Pfanne mit Öl 2 Minuten andünsten und den Mangold und die Möhre dazu geben. Mit Salz, Pfeffer würzen und zirka 6 Minuten zugedeckt dünsten. Crème fraîche dazu geben und 3 Minuten leicht sämig einkochen lassen Zum Schluss den Zitronensaft dazu geben.

Kalbfleisch-Geschnetzeltes mit Zitronengras

Zutaten: 700 g Kalbfleisch, Unterschale, Salz, Pfeffer, 250 g Gemüsezwiebel, 10 g Knoblauchzehen, 100 g Kokosraspeln, 2 Stangen Zitronengras, frisch, 1 Limette, 3 EL Öl, 1 TL Koriander, gemahlen, 1 TL Kümmel, gemahlen, 50 ml Sahne, süß

Zubereitung: Kalbfleisch waschen, trockentupfen, in schmale Streifen schneiden und salzen und pfeffern. Zwiebeln und Knoblauch schälen und fein hacken. Wok erhitzen, Kokosraspeln ohne Öl kurz rösten, dabei stetig rühren. Danach aus dem Wok nehmen und beiseite stellen. Zitronengras waschen und halbieren. Limette auspressen und den Saft auffangen. Zwiebeln und Knoblauch mit Öl im Wok glasig dünsten. Gewürze, Zitronengras und Limettensaft in den Wok geben und untermischen, bei diesem 3 minütigen Bratvorgang, ständig rühren. Kalbfleisch zufügen, weiter rühren für ca. 6 Minuten. Kokosraspeln und Sahne zufügen und untermengen, alles aufkochen, bis die Sahne verkocht ist. Zitronengras aus dem Gericht nehmen. Zum Schluss mit Salz und Pfeffer abschmecken.

Salami-Auflauf mit Auberginen

Zutaten: 150 g Paprika, grün, 150 g Paprika, rot, 50 g Zwiebeln, 300 g Auberginen, 200 g Fleischtomaten, 2 EL Öl, 150 g Rinder-Salamischeiben, 100 ml Sahne, süß, 200 g passierte Tomaten, 2 EL italienische Kräuter, 1 TL Paprika, edelsüß, 150 g Schafskäse (Feta), 100 g Parmesan

Zubereitung: Paprika entstielen, entkernen, waschen und würfeln. Zwiebeln schälen und fein würfeln. Auberginen vom Stielansatz befreien, waschen und in dünne Scheiben schneiden. Fleischtomaten mit sehr heißem Wasser übergießen, enthäuten und in Stücke schneiden. Eine Auflaufform mit Öl auspinseln. Gemüse in die Form schichten, mit Salz und Pfeffer würzen. Anschließend die Salamischeiben auf das Gemüse verteilen. Sahne, passierte Tomaten, italienische Kräuter, Salz und Paprikagewürz alles miteinander verrühren und über den Auflauf gleichmäßig übergießen. Schafskäse zerbröckeln und mit dem Parmesan auf den Auflauf streuen, bei 180° Grad, 25-30 Minuten backen.

Rinderhack-Auflauf

Zutaten: 500 g Rinderhackfleisch, 2 EL Öl, 100 g Zwiebeln, 300 g Champignons, frisch, 300 g Auberginen, 5 Knoblauchzehen, 300 g passierte Tomaten, 3 TL Oregano, gerebelt, 2 TL Basilikum, gerebelt, Salz, Pfeffer, 200 g Käse, gerieben

Zubereitung: Rinderhackfleisch mit Öl in einer Pfanne anbraten. Zwiebeln schälen, würfeln, zum Hackfleisch geben und mit braten. Champignons nur abbürsten und blättrig schneiden. Auberginen vom Stielansatz befreien, waschen und würfeln. Beides zum Rinderhackfleisch mit den Zwiebeln geben und mit schmorren. Währenddessen Knoblauch schälen, fein hacken, mit den passierten Tomaten und den Gewürzen verrühren. Die Hackfleisch-Gemüse-Masse in eine mit Backpapier ausgelegte Auflaufform füllen und mit den passierten gewürzten Tomaten gleichmäßig übergießen. Den Käse über den Auflauf streuen, bei 180° Grad Umluft, 20-25 Minuten backen.

Köfte mit Schafskäse

Zutaten: 500 g Rinderhack, 1 Paprikaschoten, rot, 200 g Möhren, 1 Peperoni, rot, 1 Zwiebel, 2 Knoblauchzehen, 100 g Schafskäse (Feta), 1 Ei, roh, 1 TL Baharat, gemahlen (afrikanische Gewürzmischung), 1 Prise Salz, 4 -6 EL Olivenöl

Zubereitung: Rinderhack in eine Schüssel geben. Paprikaschote entstielen, entkernen, waschen und fein hacken. Möhren putzen, schälen, waschen und sehr fein stückeln. Zwiebeln und Knoblauch schälen und fein hacken. Schafskäse mit der Hand zerbröckeln. Alle Zutaten, bis auf das Olivenöl, zum Rinderhack geben und zu einem Fleischteig verarbeiten. Daraus Köfte (Frikadellen) formen und mit Olivenöl in einer Pfanne beidseitig braten.

Köfte mit Safran

Zutaten für die Soße: 1 Gemüsezwiebel, 2 EL Olivenöl, 400 g Tomaten in Stücke (Dose), 1 TL Ras el Hanout, gemahlen (marokkanische Gewürzmischung), 0,2 g Safran, gemahlen, 1 Msp. Nelken, 150 ml Gemüsebrühe, 1 Prise Salz, 1 Msp. Cayennepfeffer und 1 TL Stevia oder Birkenzucker (Streusüße)

Zubereitung: Zwiebel schälen und fein hacken. Olivenöl in einem Topf erhitzen, Zwiebeln darin glasig dünsten, mit Ras el Hanout und Nelken würzen. Tomaten zugeben und mit Brühe aufgießen, salzen und pfeffern, für 5 Minuten bei kleiner Hitze köcheln lassen. 2 Esslöffel warmes Wasser in eine Tasse gießen, Safran einrühren bis es sich aufgelöst hat. Streusüße und Safranwasser zufügen und weitere 5 Minuten bei kleiner Hitze zugedeckt köcheln.

Zutaten für die Köfte: 1 Zwiebel, 4 Knoblauchzehen, 500 g Rinderhack, 2 Eier, roh, 1 TL Ras el Hanout, gemahlen (marokkanische Gewürzmischung) und 1 Prise Salz

Zubereitung: Zwiebel und Knoblauch schälen, fein hacken und mit Rinderhack, Eiern, Ras el Hanout und Salz in einer Schüssel zu einem Fleischteig verarbeiten. Daraus Köfte (Frikadellen) formen und in die Soße legen, bei kleiner Hitze zugedeckt für 20 Minuten garen.

Türkischer Eierkuchen mit Sucuk

Zutaten: 6 Eier, 4 SUCUK - türkische Würstchen (aus Rind, Lamm und Geflügel), 1 Möhre, 1 Zwiebel, 1 kleine Zucchini, 1 rote Paprika, 2 EL schwarze Oliven (ohne Kerne), 4 EL geriebener Käse, 100 ml Sahne, 3 – 4 Prisen Pfeffer, ½ TL Salz, 2 EL Petersilie, 2 EL Olivenöl

Zubereitung: Ein hohes Backblech mit Olivenöl bestreichen. Würste, Oliven, Zwiebel, Zucchini, Paprika und Karotte würfeln. Eier, Sahne, Pfeffer und Salz mischen, alles über die Masse geben. Mit geriebenem Käse bestreuen. Im Backofen bei 200 Grad zirka 25 Minuten backen. Mit Petersilie bestreuen.

Schweinefleisch mit Lachs

Zutaten: 250 g Räucherlachs (in 2 cm dünne Scheiben schneiden), 800 g Schweinenacken (in 2 cm dünne Scheiben schneiden), 800 g große Blätter Spinat (waschen, abtropfen lassen), ½ TL Salz, 3 – 4 Prisen Pfeffer

Zubereitung: 22 cm große Quadrate aus Alufolie schneiden (wie Fleischscheiben da sind) und mit einer dicken Schicht Spinatblätter belegen, darauf eine Scheibe Fleisch. Würzen und mit einer Scheibe Lachs belegen. Die Folie falten und die Ränder fest andrücken. Etwa 2 ½ Liter Wasser zum Kochen bringen und die Folienpäckchen hinein legen. 20 Minuten kochen lassen.

Ananas-Schweine-Geschnetzeltes

Zutaten: 200 g Ananas, aus der Dose ohne Zuckerzusatz, 600 g Schweinenacken, ohne Knochen, 3 EL Öl, 20 g Currypaste, gelb, 125 ml Kokosnussmilch, 170 g Paprika, grün, 300 g Zucchini, Saft einer ½ Zitrone, 40 ml Sojasoße, 1 EL Streusüße, 4 Zweige Koriander, frisch, ½ TL Johannisbrotkernmehl

Zubereitung: Bei einer frischen Ananas den oberen Schopf entfernen und den Stiel abschneiden. Die Schale runter schneiden. Die Ananas vierteln, stückeln, dabei die harten Strünke herausschneiden, oder Ananas aus der Dose verwenden. Schweinefleisch waschen, trockentupfen und in schmale Streifen schneiden. Öl im Wok erhitzen und die Currypaste darin andünsten. Fleischstreifen zugeben und von allen Seiten scharf anbraten, danach mit der Kokosnussmilch ablöschen. Paprika entkernen, von Stielansätzen befreien, waschen und würfeln. Zucchini ebenfalls von den Stielansätzen befreien, waschen und würfeln. Beide Gemüsesorten zum Fleisch geben und für ca. 5 Minuten schmorren. Zitronensaft, Sojasoße und Streusüße zum Fleisch geben und 3 Minuten köcheln, danach die Ananas zufügen, kurz mit erwärmen. Das Wokgericht mit Johannisbrotkernmehl abbinden. Koriander waschen, Blätter von den Stielen zupfen und zum Schluss auf das Gericht streuen.

Bratwurst Gemüsecurry

Zutaten: 4 Schweine-Bratwürste, 200 g Tomaten, 1 rote Paprika, 1 grüne Paprika, 1 Möhre, 2 Zwiebeln, 1 Knoblauchzehe, 2 rote Chilischoten, 120 ml Gemüsebrühe, 3 EL Butter, 3 EL Olivenöl, 3 Spritzer Tabasco, ½ TL Salz, 1 Prise weißer Pfeffer, 1 Prise schwarzer Pfeffer, 2 TL Currypulver

Zubereitung: Tomaten waschen, putzen und in Würfel schneiden. Paprika schälen, Kerngehäuse entfernen und in Stücke schneiden. Zwiebeln, Möhre und Knoblauchzehe schälen und fein hacken. Chilischoten waschen, längs aufschneiden, entkernen und in kleine Würfel schneiden. Olivenöl in einem Topf erhitzen. Gemüse zufügen und ca. 10 Minuten anbraten. Mit Gemüsebrühe ablöschen. Tabasco zufügen und bei schwacher Hitze ca. 10 - 15 Minuten köcheln lassen. Mit Currypulver, Salz und Pfeffer abschmecken, dann pürieren. Butter in einer Pfanne erhitzen und die Bratwürste darin von beiden Seiten anbraten. Wurst herausnehmen, in Scheiben schneiden und zusammen mit dem Bratsud zu der Soße geben. Alles noch ca. 5 - 8 Minuten ziehen lassen.

Kasselerkotelett mit Sauerkraut

Zutaten: 700 g ausgelöstes Kasselerkotelett, 1 kleine Dose Sauerkraut, 2 rote Paprika, 1 Zwiebel, 2 rote Peperoni, 6 Wacholderbeeren, 250 ml Gemüsebrühe, 4 EL Olivenöl, 1 TL Knoblauchsalz, 3 Prisen Pfeffer

Zubereitung: Kasseler waschen, trocken tupfen und in Würfel schneiden. Sauerkraut in einem Sieb abtropfen lassen. Paprika schälen, Kerngehäuse entfernen und in Würfel schneiden. Zwiebel schälen, fein hacken. Peperoni halbieren, entkernen, ebenfalls in Würfel schneiden. Öl in einer Pfanne erhitzen und das Kasseler darin von allen Seiten anbraten. Aus der Pfanne nehmen und beiseite stellen. Sauerkraut zerzupfen. Zusammen mit der Paprika, Peperoni und Zwiebel in den Bratensud geben, anbraten und mit der Gemüsebrühe ablöschen. Wachholderbeeren und Fleisch zufügen und bei schwacher Hitze ca. 20 - 25 Minuten köcheln lassen. Wachholderbeeren entfernen und Fleisch würzen.

Hackfleisch mit Joghurt

Zutaten: 600 g Hackfleisch, 250 g Naturjoghurt, 1 Tomate, 1 Essiggurken, 1 Zwiebel, 1 Apfel – alles klein schneiden, 1 TL Tomatenmark, ½ TL Salz, 2 Prisen Pfeffer

Zubereitung: Alles in einer Schüssel vermischen und in die Pfanne geben. Immer rühren. Gar werden lassen (35 Minuten). Mit grünen Bohnen oder anderem Gemüse servieren.

Salatgurke überbacken mit Hack

Zutaten: 2 kleine Salatgurken, 400 g Hackfleisch, 1 Zwiebel, 1 Knoblauchzehe, 150 g geriebener Gouda, 2 Prisen Pfeffer, ½ TL Salz, ½ TL Curry, ½ TL Paprika, 1 Prise Chili

Zubereitung: Hackfleisch in der heißen Pfanne ohne Öl anbraten, die Gurke halbieren und aushöhlen. Die Zwiebel/Knoblauch und das Innere der Gurke würfeln und zum Hackfleisch geben. Würzen und mischen. Die Gurke mit der Mischung füllen und mit Käse bestreuen. In eine Auflaufform legen, etwas Sahne dazu geben und für 30 Minuten im Backofen bei 180 Grad überbacken.

Hackfleisch-Pizza mit Schmand

Zutaten: 500 g Hackfleisch, 1 kleine Dose Tomatenstücke, 5 EL Schmand, 1 kleine Dose Champignons, 4 Scheiben gekochten Schinken, 4 Scheiben Käse, 1 TL Pizzagewürz, ½ TL Currypulver, ½ TL Paprikapulver (süß), ½ TL Salz, 3 – 4 Prisen Pfeffer, 3 EL Olivenöl

Zubereitung: Olivenöl auf ein Backblech geben und das Hackfleisch darauf geben und glatt streichen. Den Schmand darauf streichen, mit Salz, Pfeffer, Pizzagewürz, Curry- und Paprikapulver würzen. Champignons und die Tomaten darauf geben. Schinken in Würfeln schneiden, darauf geben und mit dem Käse belegen. Im Backofen bei 180 Grad 40 – 45 backen. Nach 30 Minuten kontrollieren, ob abgedeckt werden muss, damit der Käse nicht verbrennt.

Buchtipps

Buchdaten:
Die sanfte Umstellung auf Low Carb
Für Einsteiger - Theorie und Praxis
Mit 108 Rezepten
Autorin: Jutta Schütz
Verlag: Books on Demand
ISBN-13: 9783752849141
(Paperback) 212 Seiten
Auch als E-Book erhältlich
ISBN-13: 9783752883091
Erscheinungsdatum: 30.04.2018
Sprache: Deutsch

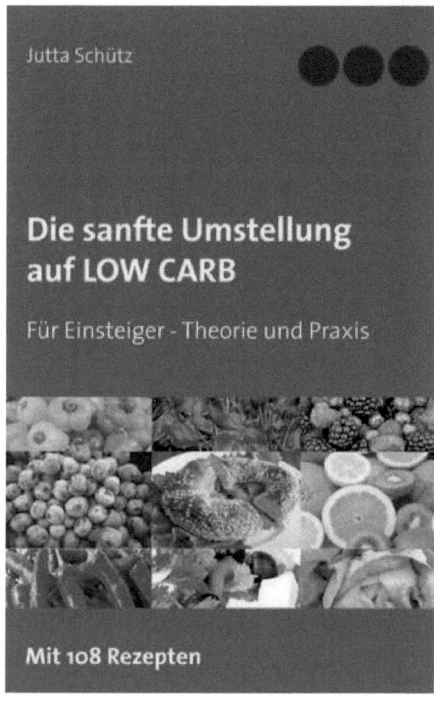

Jutta Schütz

Die sanfte Umstellung auf LOW CARB

Für Einsteiger - Theorie und Praxis

Mit 108 Rezepten

Das neue Buch "Die sanfte Umstellung auf Low Carb" ist für Neulinge und Einsteiger genau richtig. Neben Theorie und Praxis gibt es noch 108 kohlenhydratarme Rezepte.

Das neue Buch "Die sanfte Umstellung auf Low Carb" ist für Neulinge und Einsteiger genau richtig. Neben Theorie und Praxis gibt es noch 108 kohlenhydratarme Rezepte.

Eine Ernährungsumstellung ist immer ein Prozess, der seine Zeit braucht und kann nicht von jetzt auf gleich umgesetzt werden. Zuerst sollte man lernen, was Kohlenhydrate sind und in welchen Lebensmitteln sie enthalten sind.

Low Carb ist ein dehnbarer Begriff und Sie sollten selbst entscheiden, wie viele Kohlenhydrate Sie aufnehmen möchten. Nutzen Sie für Ihre Ernährung gute Kohlenhydrate (stecken in Gemüse, Salat, Obst, Nüssen, Milchprodukten, Vollkorn). Meiden Sie raffinierten Zucker, Mehlspeisen, Reis, Kartoffeln und zuckerhaltige Getränke.

Versuchen Sie zu lernen, welche Lebensmittel Sie essen dürfen und wo wie viele KH in den Lebensmitteln steckt. Nehmen Sie sich Zeit für Ihren Einkauf und schauen Sie sich im Supermarkt die Nährwertangaben und Zutaten an. Nach ein paar Einkäufen wissen Sie schon, was Low Carb ist und Ihr Einkauf geht dann wieder genauso schnell wie vorher. Dieses Buch führt Sie unkompliziert Schritt für Schritt in die kohlenhydratarme Ernährung (Low Carb) ein.

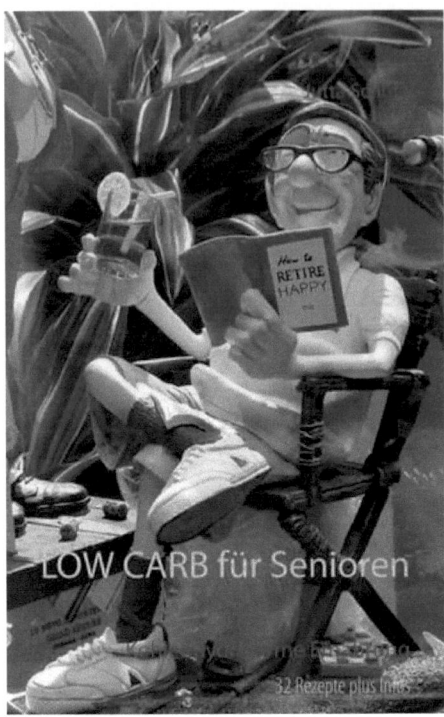

Buchdaten:
LOW CARB für Senioren -
Kohlenhydratarme Ernährung
Autorin: Jutta Schütz
Verlag: Books on Demand
ISBN-13: 9783752877427
Paperback - 56 Seiten
Erscheinungsdatum: 28.05.2018
Sprache: Deutsch
Auch als E-Book erhältlich.

Vitalität und Wohlbefinden sind wesentliche Voraussetzungen für gute Lebensqualität bis ins hohe Alter und eine gesundheitsbewusste Lebensführung zögert die Alterungsvorgänge hinaus.

Vitalität und Wohlbefinden sind wesentliche Voraussetzungen für gute Lebensqualität bis ins hohe Alter und eine gesundheitsbewusste Lebensführung zögert die Alterungsvorgänge hinaus.

Eine kohlenhydratarme Ernährung (Low Carb) eignet sich für Menschen in jedem Alter und besonders für Menschen, die bereits mit Übergewicht oder Diabetes Typ Zwei zu kämpfen haben. Auch empfehlenswert ist diese Ernährungsform für Menschen mit hohem Cholesterinspiegel, hohem Blutdruck oder Darmerkrankungen sowie natürlich für alle gesunden Menschen auch.

Diese Ernährungsform bietet viele Vorteile. Sie hält den Blutzuckerspiegel niedrig, da durch die vermehrte Aufnahme von fett- und eiweißreicher Nahrung der Sättigungseffekt länger anhält. Auch wird der Stoffwechsel angeregt, da dieser für die Umwandlung von Eiweiß mehr Energie benötigt.

Die Ernährungsform "Low Carb" zeichnet sich unter anderem dadurch aus, dass nicht gehungert werden muss. Dies könnte für den ein oder anderen ein guter Anreiz sein, die Ernährung nach diesem Prinzip umzustellen.

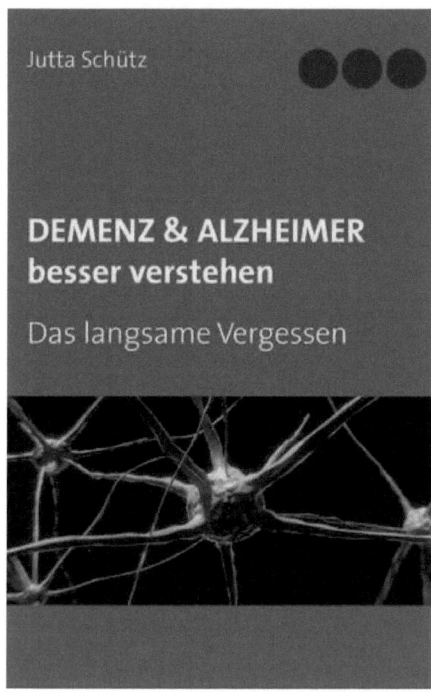

Jutta Schütz

**DEMENZ & ALZHEIMER
besser verstehen**

Das langsame Vergessen

Buchdaten:
Demenz & Alzheimer besser verstehen
Das langsame Vergessen
Autorin: Jutta Schütz
Verlag: Books on Demand
ISBN-13: 978-3-7448-3377-6
Erscheinungsdatum: 31.05.2017
Sprache: Deutsch, 52 Seiten
E-Book:
ISBN-13: 9783744878340

Häufig spricht man von Alzheimer und meint gleichzeitig auch Demenz. Es ist wichtig deutlich zu machen, dass die Demenz der Oberbegriff für verschiedene Demenz-Erkrankungen ist, umgekehrt jedoch nicht jede Demenz ein Alzheimer.

Seit ein paar Jahren diskutiert jetzt die Fachwelt, ob sich die Low Carb Diät oder ketogene Diät auch bei Erkrankungen wie Alzheimer oder Parkinson positiv auswirken könnte.

- Bei Alzheimer-Patienten ist die Verwertung von Glukose im Gehirn verringert.
- Bei Parkinson-Patienten spielt das Entstehen eines Defekts in den Mitochondrien eine Rolle.

Es gibt heute vereinzelte Studien mit Alzheimer- oder Parkinson-Patienten, die mit dieser Diät-Form positive Wirkungen zeigten.

Eine Untersuchung an Mäusen mit Alzheimer-Eigenschaften konnte zeigen, dass eine fettreiche und kohlenhydratarme (ketogene) Ernährung die Produktion des kritischen Proteins Amyloid-Beta, welches als Indikator für den Status der Alzheimer-Erkrankung gilt, reduziert.

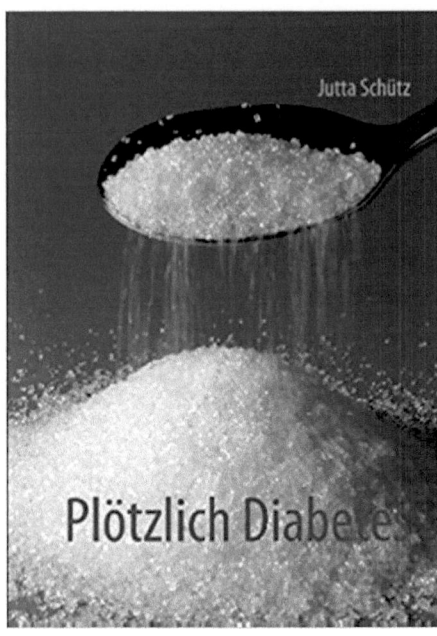

Buchdaten:
Plötzlich Diabetes - Es geht auch ohne Pillen
3. Auflage (25. Juni 2014)
Autorin: Jutta Schütz
Verlag: Books on Demand
Taschenbuch: 112 Seiten - Sprache: Deutsch
ISBN-10: 3732247724
E-Book:
ISBN-13: 978-3732247721

Ein Typ-Zwei-Diabetes entsteht oft schleichend und kann über Jahre unbemerkt bleiben. Die Patienten haben oft ein allgemeines Unwohlsein und Abgeschlagenheit.

Kann eine kohlenhydratarme Ernährung tatsächlich Diabetes heilen? Die Wissenschaft streitet bis heute darüber.

Im Fachblatt „Journal of the American Medical Association" schreiben Wissenschaftler: Wer den Kohlenhydrat-Anteil in der Nahrung reduziert, tut seinem Stoffwechsel etwas Gutes, nimmt leichter ab und lebt womöglich gesünder! ABER das Gegenteil könnte allerdings auch richtig sein. Im British Medical Journal schreiben Forscher, dass eine Ernährung, bei der die Kohlenhydrate eingeschränkt werden, das Risiko für Herzinfarkt und Schlaganfall erhöht.

Und nun? Das Journal of the American Medical Association und das British Medical Journal gelten als die angesehensten Medizinjournale weltweit.

Eigentlich sollten uns Ernährungswissenschaftler erklären können, was gesund ist!

Es braucht keine lange Recherche um festzustellen, dass sie sich häufig widersprechen. So werden einmal weniger Kohlenhydrate empfohlen, dann heißt es, dies erhöhe das Risiko für Herzinfarkt und Schlaganfall. Der Streit um mehr oder weniger Kohlenhydrate ist kein Streit, sondern lediglich Windmacherei aufgrund verschiedener Beschreibungen von Ergebnissen.